Dušanka Mandić

# Magnetoterapia MADU

AF549144

Dušanka Mandić

# Magnetoterapia MADU

## reparação e regeneração

ScienciaScripts

Cover image: www.ingimage.com

This book is a translation from the original published under ISBN 978-3-659-85275-6.

Publisher:
Sciencia Scripts
is a trademark of
Dodo Books Indian Ocean Ltd. and OmniScriptum S.R.L publishing group

120 High Road, East Finchley, London, N2 9ED, United Kingdom
Str. Armeneasca 28/1, office 1, Chisinau MD-2012, Republic of Moldova, Europe
Managing Directors: Ieva Konstantinova, Victoria Ursu
info@omniscriptum.com

Printed at: see last page
**ISBN: 978-620-8-36905-7**

# ÍNDICE

# INTRODUÇÃO: PRINCÍPIOS TEÓRICOS

**A revelação de que o mundo que nos rodeia é de natureza quântica representa uma das maiores conquistas da ciência moderna.**

**Em física, um quantum é a quantidade mínima de qualquer entidade física envolvida numa interação. A medicina quântica é uma disciplina médica contemporânea que estimula a cura a um nível energético. Envolve procedimentos diagnósticos e terapêuticos não invasivos que utilizam a estimulação biofísica para curar organismos a um nível quântico, resultando em alterações bioquímicas que fazem com que os mecanismos fisiológicos do organismo funcionem de forma óptima.**

**As antigas técnicas de cura sugerem que a energia perdida devia ser restaurada por vários meios - cuja especificidade dependia do tipo de materiais ambientais disponíveis para a cura (rochas magnéticas, minerais, metais, cristais, argila, ervas medicinais, etc.).**

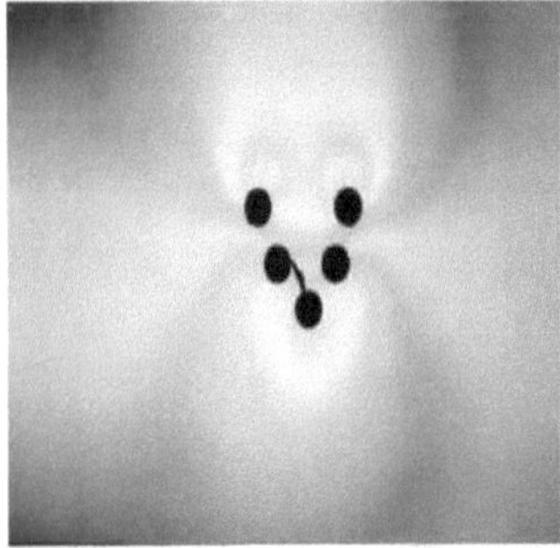

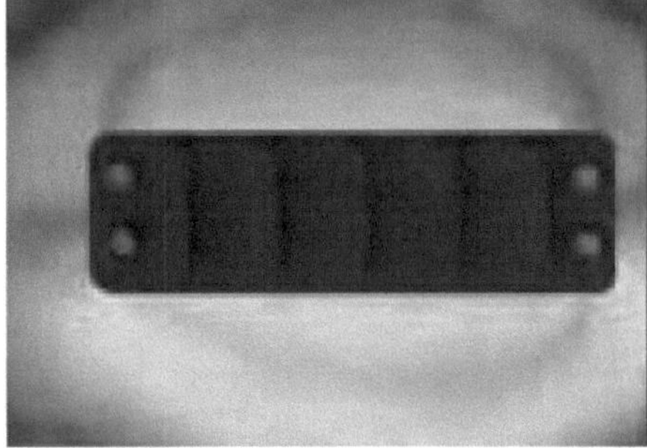

**Campo magnético da faixa MADU**

**No passado, o campo magnético da Terra era mais forte e os seus seres vivos estavam protegidos da influência das tempestades electromagnéticas. Existiam condições óptimas para a reprodução e o funcionamento das células.**

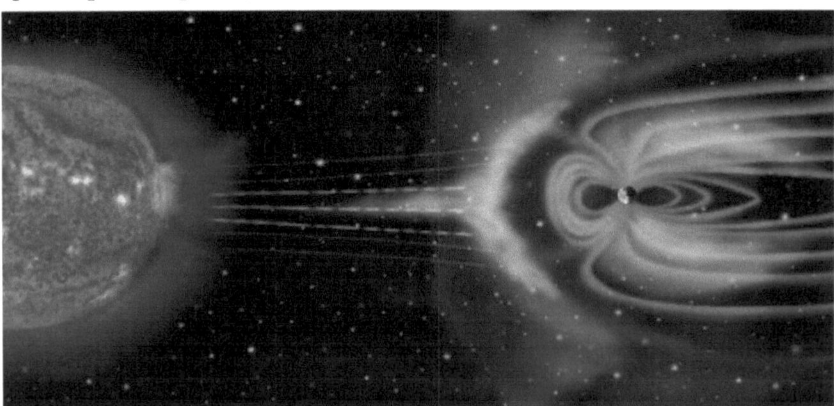

**As tempestades electromagnéticas provenientes do Sol são desviadas e enfraquecidas devido à presença do campo magnético da Terra**

**Nos últimos cinco séculos, o campo magnético da Terra foi reduzido para metade e, no século passado, a indução magnética tornou-se rapidamente mais fraca, pelo que existe**

**uma deficiência na força magnética natural. Este facto teve um impacto em toda a humanidade e em todos os seres vivos.**

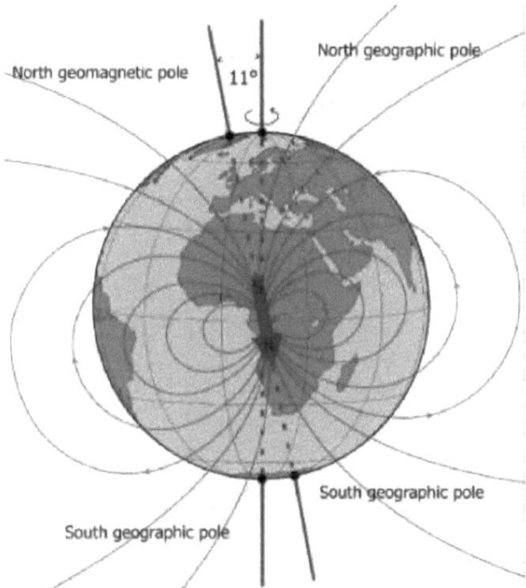


**É igualmente importante saber que a declinação indicada no mapa é definida como o ângulo entre o norte/sul magnético e o norte/sul verdadeiro.**

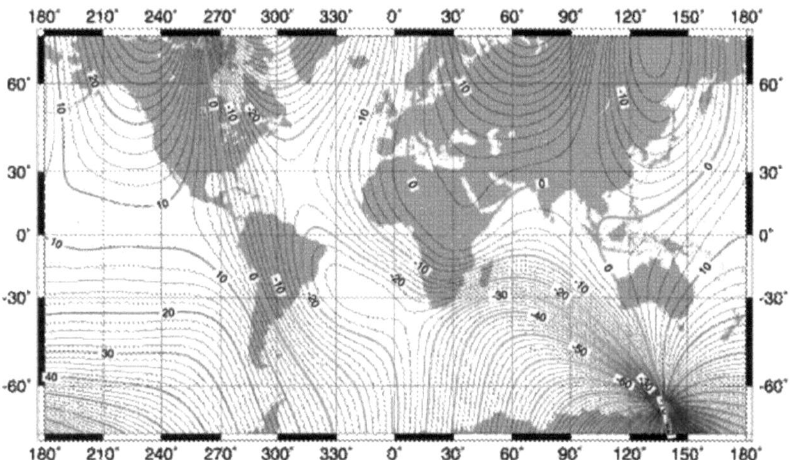


**Gráfico das declinações magnéticas na Terra**

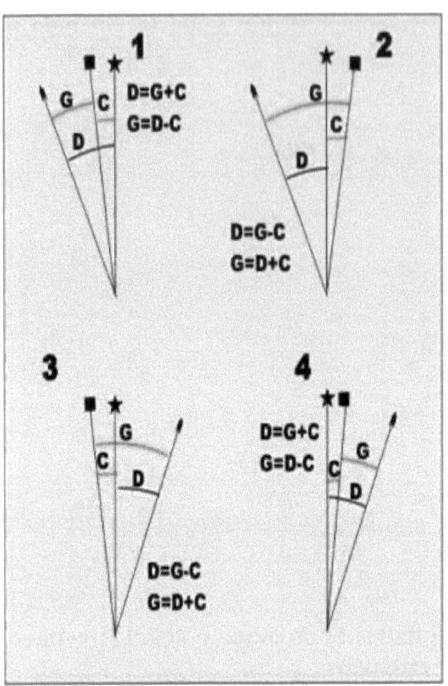


**A ilustração dos quatro casos possíveis de norte magnético, norte verdadeiro e norte da grelha é descrita na legenda.**

**É importante notar que a declinação indicada no mapa é definida como o ângulo entre o norte magnético e o norte verdadeiro.**

**Neste diagrama, ∀ a estrela indica o norte verdadeiro; ∀ o quadrado indica o norte da grelha;**

**∀ a seta indica o norte magnético;**

**∀ G refere-se à declinação da grelha;**

**∀ C é o ângulo de convergência;**

**∀ D refere-se à declinação.**

**O campo magnético da Terra é uma das quatro forças centrais naturais benéficas para a sobrevivência e a preservação da humanidade.**

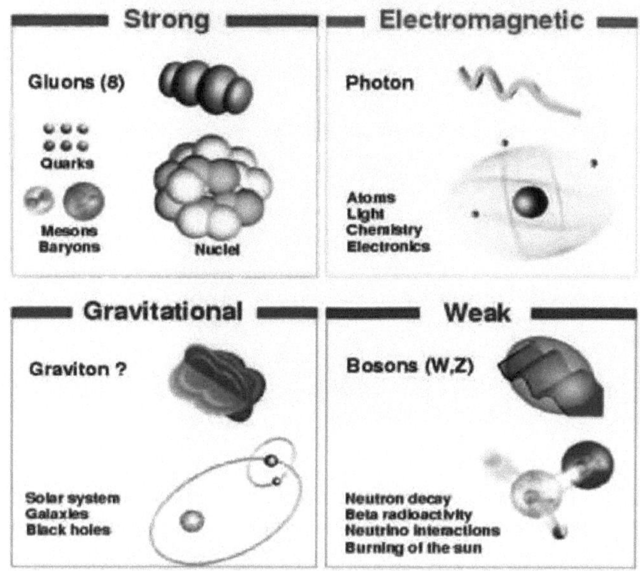


*The particle drawings are simple artistic representations*

**As medicinas tradicionais de várias culturas preservam e equilibram a energia dos seres vivos. A saúde física é mantida através da conservação do nível de energia dos seres vivos. A nossa compreensão da medicina preventiva está correlacionada com todas estas formas de terapia energética.**

**A terapia MADU é bem sucedida porque ativa processos bio-físicos que, por sua vez, activam processos bio-químicos e desencadeiam efeitos bio-eléctricos. Estes processos metabólicos, uma vez activados, revivem de forma óptima a nutrição dos tecidos.**

**A Terra é um enorme íman fraco que se tornou ainda mais fraco em metade nos últimos quinhentos anos, com a perda mais rápida da sua indução magnética registada no último século. Por conseguinte, a administração substitutiva através do campo MADU ajuda a promover, preservar e estimular as funções vitais. O campo magnético da Terra é também um escudo para as partículas carregadas extraterrestres e é importante para todos os seres vivos.**

**A tecnologia médica inovadora da MADU fornece um magnetismo semelhante mas mais forte do que o magnetismo da Terra. Desta forma, a MADU fornece energia e estimula o metabolismo, resultando na reparação dos tecidos. O campo magnético permanente estimula as células saudáveis maduras. A terapia de substituição MADU, inovadora do ponto de vista médico, baseia-se na aplicação de duas invenções registadas como patentes e dispositivos médicos. A terapia MADU é reconhecida como uma nova tecnologia de saúde. A Comissão de Avaliação das Tecnologias da Saúde determinou que a terapia MADU é cientificamente aceitável, verificada na prática de outros países altamente desenvolvidos, segura, qualitativa e eficiente (página 11).**

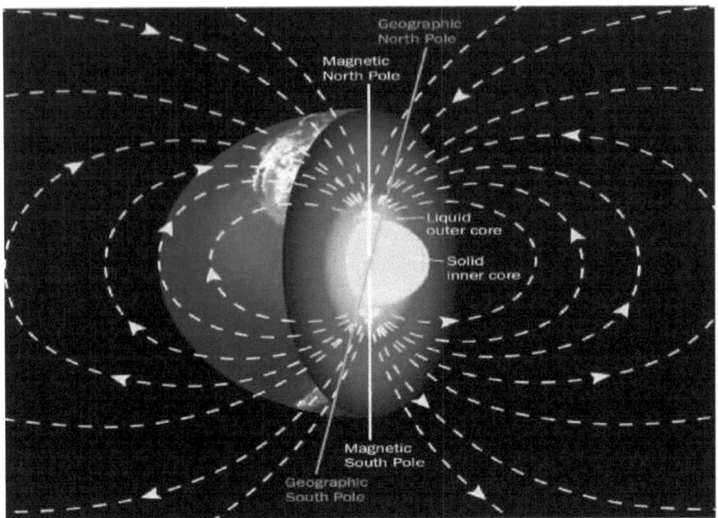


**O campo magnético da Terra existe devido à sua estrutura multi-camada. Como cada camada se move na direção oposta à das camadas adjacentes, é criado um magnetismo natural. Acima destas camadas, a espessura da crosta terrestre é, em média, de 7 a 11 km.**

**MADU significa MAgnetic Deep Unipolar oriented field (campo orientado unipolar profundo magnético). Foi patenteado em 1998 por Dusanka Mandic, MD, PhD.**

**O PCT/YU98/00018 foi pesquisado em 2000 e reconhecido pela Organização Mundial da Propriedade Intelectual (OMPI ONU).**

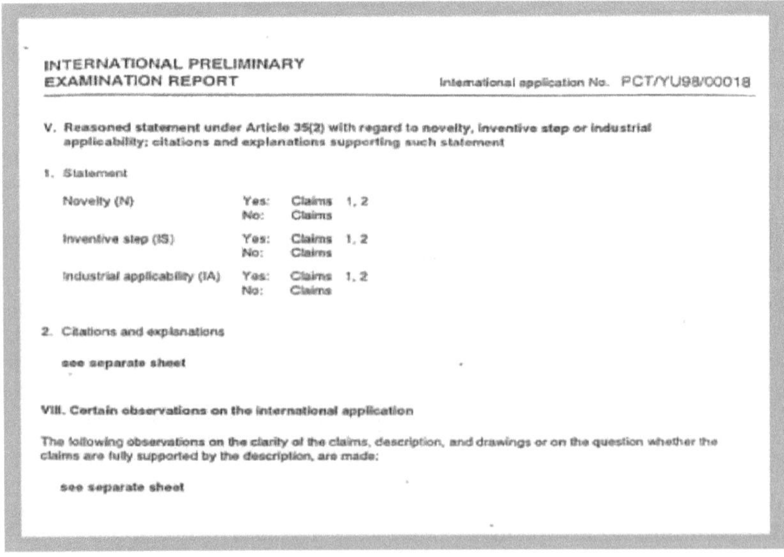

INTERNATIONAL PRELIMINARY
EXAMINATION REPORT

International application No. PCT/YU98/00018

**V. Reasoned statement under Article 35(2) with regard to novelty, inventive step or industrial applicability; citations and explanations supporting such statement**

1. Statement

| | | | |
|---|---|---|---|
| Novelty (N) | Yes: | Claims | 1, 2 |
| | No: | Claims | |
| Inventive step (IS) | Yes: | Claims | 1, 2 |
| | No: | Claims | |
| Industrial applicability (IA) | Yes: | Claims | 1, 2 |
| | No: | Claims | |

2. Citations and explanations

**see separate sheet**

**VIII. Certain observations on the international application**

The following observations on the clarity of the claims, description, and drawings or on the question whether the claims are fully supported by the description, are made:

**see separate sheet**

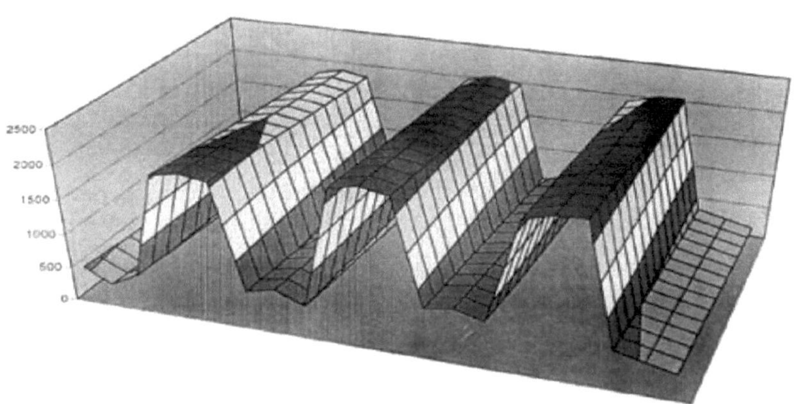


**Influência profunda do MADU indicada no valor da indução magnética medida em Gausses**

**De acordo com a compreensão atual das forças fundamentais, as forças eléctricas e magnéticas são vistas como uma só - e são designadas pelo termo eletromagnetismo.**

**O eletromagnetismo manifesta-se como campos eléctricos e magnéticos, que são aspectos diferentes do eletromagnetismo. Uma alteração do campo elétrico gera um campo magnético; inversamente, uma alteração do campo magnético gera um campo elétrico.**

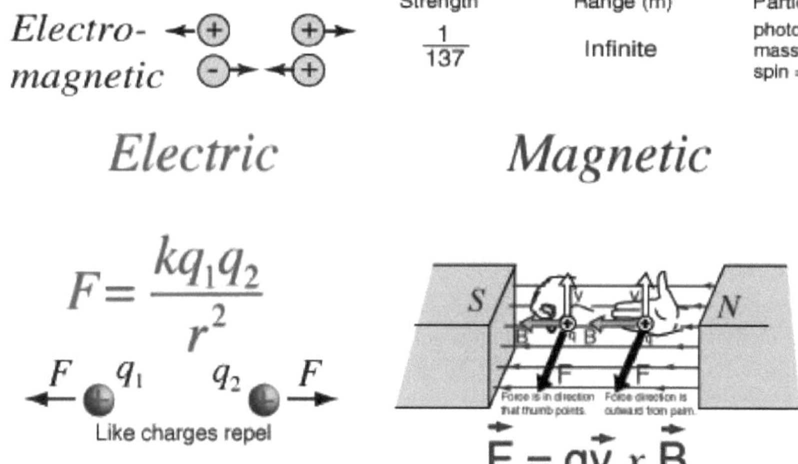


**Um campo magnético é descrito com duas unidades internacionais. B = densidade do fluxo magnético ou indução magnética. A unidade de indução magnética é 1 T (tesla) = 10.000 Gauss. O fluxo é o fluxo de força magnética sobre uma unidade de área. H = intensidade do campo magnético. A unidade é A/m (ampere por metro).**

**Outros nomes para H em uso comum são: Intensidade do campo magnético, campo magnético, campo magnetizante.**

**B = µH, em que µ é a permeabilidade magnética (a possibilidade de o campo magnético atravessar o permeado - matéria, ar, vácuo).**

**Outros nomes para B são: Densidade do fluxo magnético, Indução magnética, Campo magnético.**

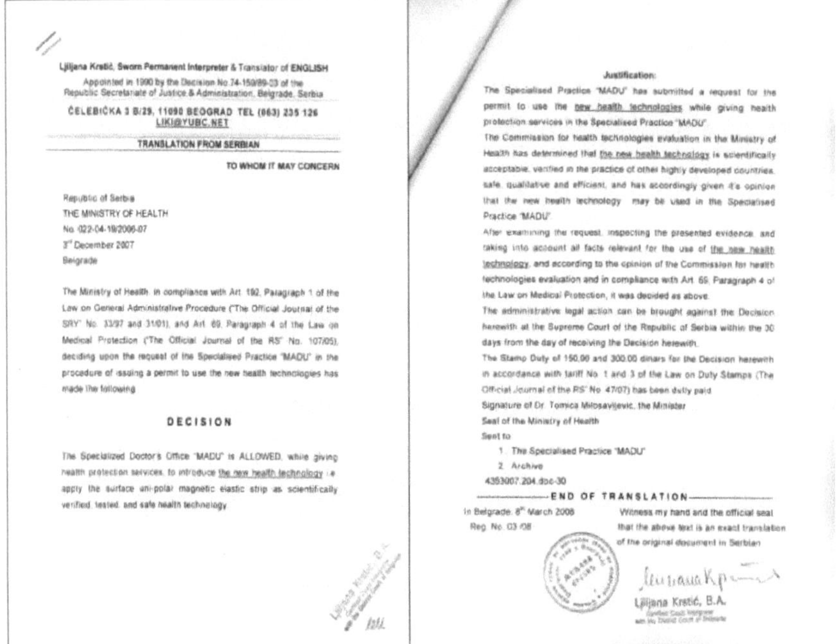

Ljiljana Krstić, Sworn Permanent Interpreter & Translator of ENGLISH
Appointed in 1990 by the Decision No 74-159/89-03 of the Republic Secretariate of Justice & Administration, Belgrade, Serbia
ČELEBIĆKA 3 B/29, 11090 BEOGRAD TEL (063) 235 126
LIKI@YUBC.NET

TRANSLATION FROM SERBIAN

TO WHOM IT MAY CONCERN

Republic of Serbia
THE MINISTRY OF HEALTH
No. 022-04-19/2006-07
3rd December 2007
Belgrade

The Ministry of Health, in compliance with Art. 192, Paragraph 1 of the Law on General Administrative Procedure ("The Official Journal of the SRY" No. 33/97 and 31/01), and Art. 69, Paragraph 4 of the Law on Medical Protection ("The Official Journal of the RS" No. 107/05), deciding upon the request of the Specialised Practice "MADU" in the procedure of issuing a permit to use the new health technologies has made the following

DECISION

The Specialized Doctor's Office "MADU" is ALLOWED, while giving health protection services, to introduce the new health technology i.e. apply the surface uni-polar magnetic elastic strip as scientifically verified, tested, and safe health technology.

Justification:

The Specialised Practice "MADU" has submitted a request for the permit to use the new health technologies while giving health protection services in the Specialised Practice "MADU".
The Commission for health technologies evaluation in the Ministry of Health has determined that the new health technology is scientifically acceptable, verified in the practice of other highly developed countries, safe, qualitative and efficient, and has accordingly given it's opinion that the new health technology may be used in the Specialised Practice "MADU".
After examining the request, inspecting the presented evidence, and taking into account all facts relevant for the use of the new health technology, and according to the opinion of the Commission for health technologies evaluation and in compliance with Art. 69, Paragraph 4 of the Law on Medical Protection, it was decided as above.
The administrative legal action can be brought against the Decision herewith at the Supreme Court of the Republic of Serbia within the 30 days from the day of receiving the Decision herewith.
The Stamp Duty of 150,00 and 300.00 dinars for the Decision herewith in accordance with tariff No. 1 and 3 of the Law on Duty Stamps ("The Official Journal of the RS" No. 47/07) has been duly paid.
Signature of Dr. Tomica Milosavljevic, the Minister
Seal of the Ministry of Health
Sent to
1. The Specialised Practice "MADU"
2. Archive

4353007.204.doc-30

END OF TRANSLATION

In Belgrade: 8th March 2008
Reg. No. 03/08

Witness my hand and the official seal that the above text is an exact translation of the original document in Serbian

Ljiljana Krstić, B.A.

**Tradução do documento**

**O conhecimento da bioelectromagnética que se acumulou ao longo de séculos de história da humanidade foi explicado e apoiado por provas científicas na década de 1980. Um estudo aprofundado dos campos magnéticos, incluindo o MADU, foi objeto de uma dissertação de doutoramento de Drago Dordevic em 2007.**

**A substituição do MADU foi patenteada em 1995 e 1998 como uma série de novos dispositivos médicos para novas tecnologias médicas. A terapia MADU foi confirmada como uma nova tecnologia de saúde pelo Ministério da Saúde da República da Sérvia (№ 022-04-19/2006-07) em 2007.**

**A solução médica inovadora MADU proporciona as condições para a estimulação de processos regenerativos em vários tecidos através da influência dos mecanismos biofísicos do seu campo magnético permanente unipolar orientado. Demonstrou os melhores resultados no processo regenerativo da cartilagem e, mais recentemente, foram obtidos resultados positivos no processo regenerativo dos nervos periféricos.**

**O método minimamente invasivo pode ser aplicado tanto em ambientes clínicos como no terreno. É necessário um pré-tratamento antes da aplicação das tiras MADU, que estimulam os efeitos locais e sistémicos/globais no organismo. Isto resulta numa reinstalação de dipolos e em efeitos anti-inflamatórios e anti-inchaço que**

organizam/regulam os processos bioquímicos regenerativos no corpo. Até à data, a aplicação do método confirmou os seguintes resultados:

- Aumento do fornecimento de oxigénio pelo sangue a áreas de microcirculação reduzida;
- Redução do inchaço na zona sob a influência de um campo magnético dirigido de grande penetração;
- Prevenção e cura das malformações e deformações venosas;
- Recanalização acelerada do trombo imobilizado;
- Regeneração mais rápida e melhorada de vários tecidos, especialmente cartilagens e ossos;
- A cartilagem é hidratada e os condroblastos amadurecem para formar condrócitos;
- Formação mais rápida e melhor de calosidades em fracturas ósseas;
- As metaloenzimas, o trifosfato de adenosina (ATP) e os mecanismos de restabelecimento do equilíbrio metabólico e ácido-base são activados, promovendo factores de crescimento que influenciam tanto a regeneração dos tecidos como as células natural killer (NK), que protegem o organismo destruindo as células aberrantes; o ADN, uma molécula complexa de importância fundamental, é integralmente protegido contra os danos; as proteínas plasmáticas retêm a informação através da rotação da sua imagem, que é como uma imagem em espelho;
- Deslocação e evacuação não invasiva de corpos estranhos ferrosos;
- Medicamentos com propriedades ferromagnéticas, ferrimagnéticas e paramagnéticas fornecidos;
- Melhoria da viscosidade dos vasos linfáticos e dos vasos sanguíneos arteriais e venosos:

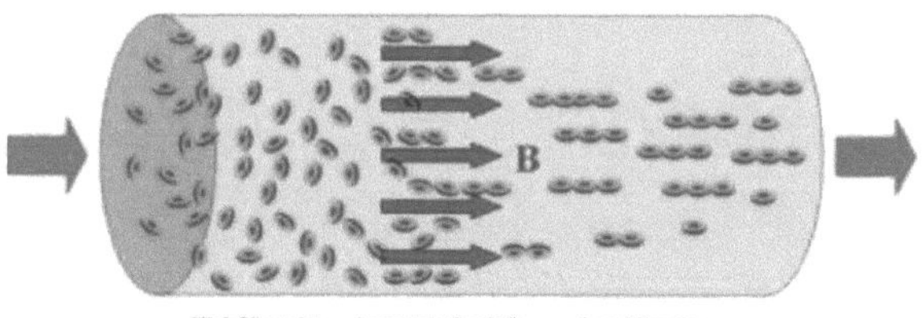


Cientistas das seguintes instituições participaram no processo de registo de patentes dos dispositivos médicos MADU durante os períodos pré e pós-patente: Faculdade de Medicina da Universidade de Belgrado, Faculdade de Engenharia Eléctrica, Faculdade de Tecnologia e Metalurgia, Faculdade de Minas e Geologia, Faculdade de Medicina Veterinária, Faculdade de Medicina Dentária, Faculdade de Farmácia e Faculdade de Física, e Faculdade de Física da Universidade de Novi Sad. O método de terapia MADU tem sido consistentemente validado pela investigação académica em várias disciplinas: num trabalho final de licenciatura (uma tese de final de curso) na Faculdade de Minas e Geologia de Belgrado; um doutoramento na Faculdade de Medicina de Belgrado; um doutoramento na Faculdade de Medicina Dentária de Belgrado; duas teses de pós-

**graduação na Faculdade de Tecnologia e Metalurgia de Belgrado; um estudo sobre a medição da magnetização da água na Faculdade de Tecnologia e Metalurgia de Belgrado e na Faculdade de Ciências de Novi Sad, e um trabalho final em Novi Sad sobre física na medicina. Foi também apresentada num documentário cinematográfico intitulado "Miracle Magnets", em 2001, realizado por Aleksandar Teodorovic.**

# UMA TECNOLOGIA DE SAÚDE INOVADORA - MADU EM 2007

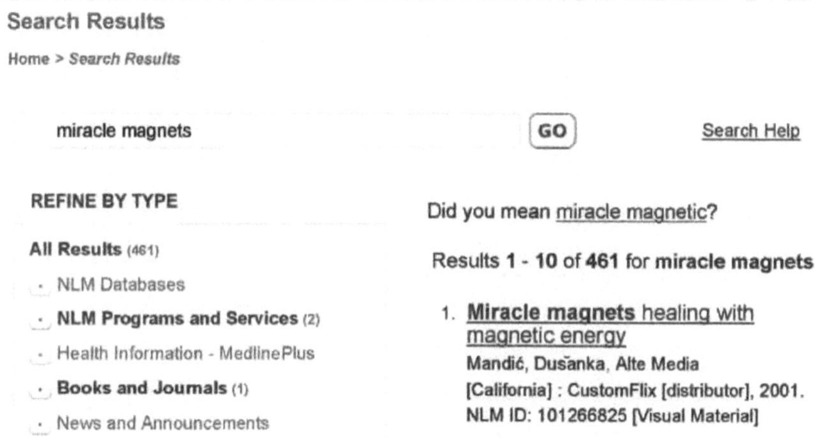

Search Results

Home > *Search Results*

miracle magnets GO Search Help

REFINE BY TYPE

**All Results** (461)

- NLM Databases
- **NLM Programs and Services** (2)
- Health Information - MedlinePlus
- **Books and Journals** (1)
- News and Announcements

Did you mean miracle magnetic?

Results **1 - 10** of **461** for **miracle magnets**

1. **Miracle magnets** healing with magnetic energy
   Mandić, Dušanka, Alte Media
   [California] : CustomFlix [distributor], 2001.
   NLM ID: 101266825 [Visual Material]

**O documentário pode ser consultado na seguinte hiperligação, alojada na Biblioteca Nacional de Medicina dos EUA, em Bethesda, Maryland:**

https://vsearch.nlm.mh.gov/vivisimo/cgi-bm/query-meta?query=mirade+magnets&v%3Aproject=nlm- main-website.

**A tecnologia de saúde MADU utiliza um Campo Magnético Profundo Unipolar orientado para o tratamento de seres humanos. É uma forma de medicina quântica informativa (QIM) e é um dispositivo médico não invasivo, amigo do ambiente e de longa duração, concebido para ser utilizado em terapias regenerativas para restaurar os níveis de energia do corpo.**

**A medicina informativa quântica é uma nova disciplina médica que utiliza métodos não invasivos e estratégias de tratamento baseadas em influências biofísicas que promovem alterações curativas no corpo a um nível quântico, ou seja, energético.**

**Antigamente, o tratamento consistia em suplementar a energia perdida de todas as formas possíveis, dependendo do material disponível no ambiente que pudesse ser utilizado para a cura. [th]Tanto os tratamentos antigos como os contemporâneos procuram atingir níveis de energia óptimos, utilizando para tal vários procedimentos (incluindo o Código Médico Sérvio de Hilandar do século XV, a reflexologia russa antiga, a acupunctura chinesa, o Su Jok coreano, a Ayurveda hindu, o Ioga, a medicina tibetana, variações culturais de cura zonal, Embryo Contains Information of Whole Organism (ECIWO), reflexoterapia, terapia com metais, cura com cristais, argila medicinal, balneologia, terapia bioenergética, cromoterapia, sonoterapia, fitoterapia, aromaterapia, magnetoterapia, terapia de micro-ressonância, terapia laser, terapia iónica, haloterapia, várias práticas meditativas...).**

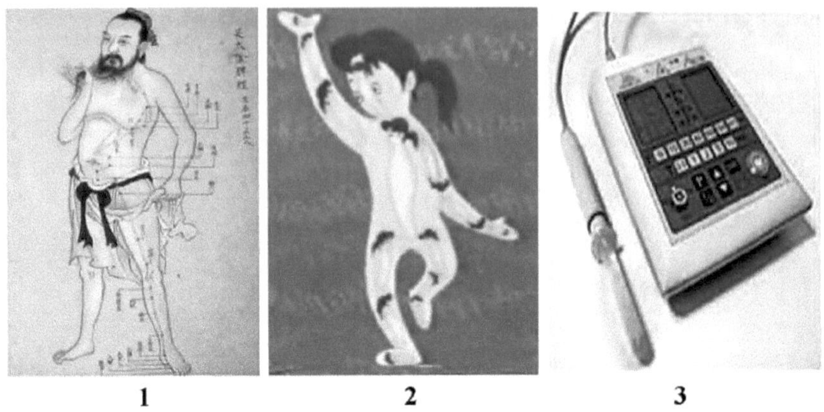

1 2 3

A imagem 1 mostra a acupunctura chinesa;

A figura 2 mostra as zonas ECIWO do corpo;

A imagem 3 mostra o laser suave utilizado no tratamento MADU

# A POLARIDADE DO CORPO HUMANO

**O organismo humano não funciona apenas com base em reacções celulares biológicas e bioquímicas. Os seres humanos são também seres electromagnéticos, o que significa que o corpo humano tem polaridade.**

**Se o corpo humano for saudável, a polaridade mais-menos das diferentes partes do corpo é compatível. O corpo humano saudável está rodeado por um campo eletromagnético ininterrupto. Note-se que o corpo humano, com a sua aura, se assemelha ao campo magnético da Terra. Este é um fenómeno natural para todos os seres vivos.**

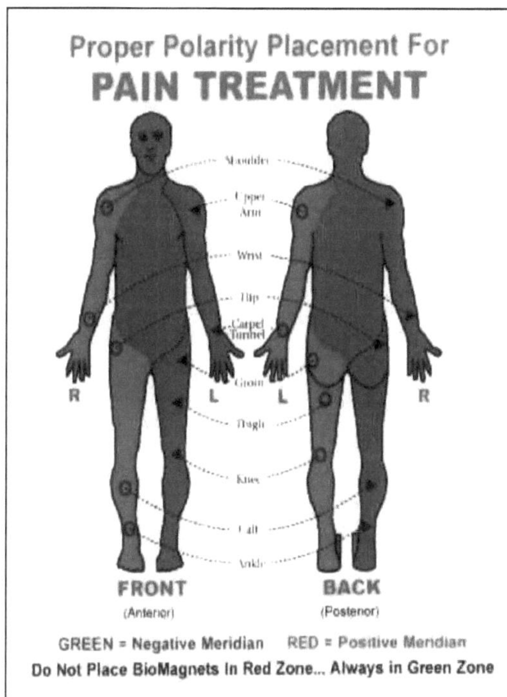


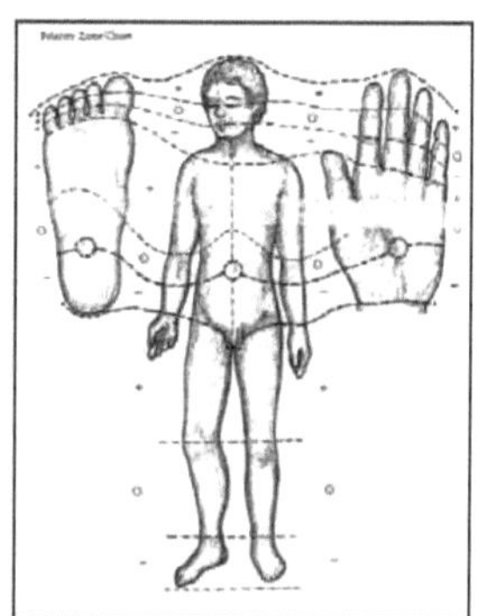

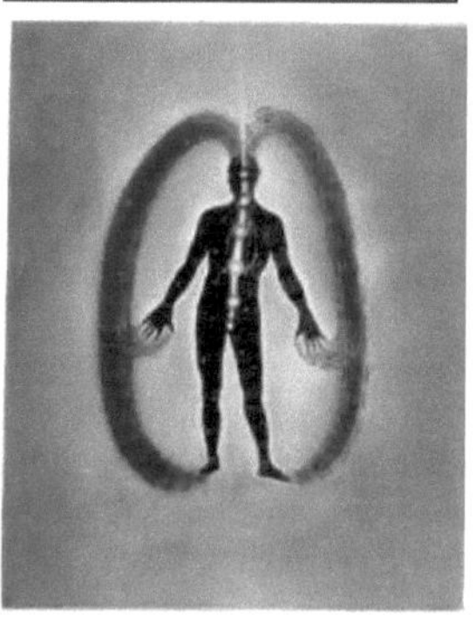

**Polaridade do corpo humano**

# A POLARIDADE DO CORPO HUMANO

**A polaridade do íman é semelhante à polaridade do corpo humano:**

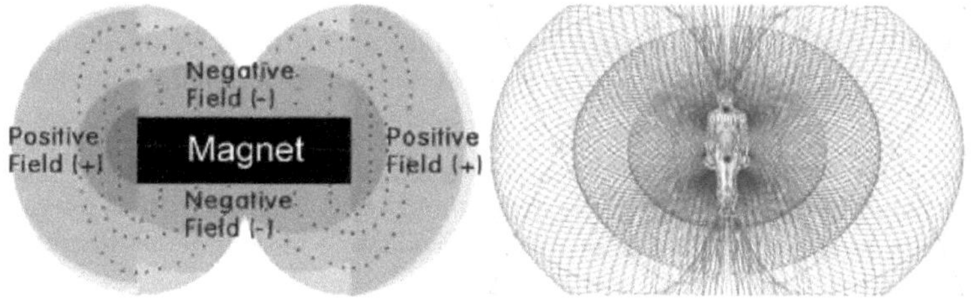

É necessário manter o campo magnético quadripolar tanto nas fêmeas como nos machos para otimizar a relação energética entre eles.

Quando o campo magnético quadripolar é medido, os campos magnéticos positivo e negativo

Os postes são elevados e afundados.

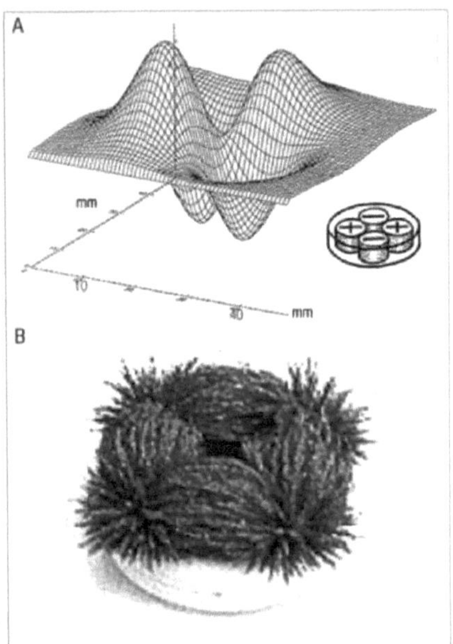


**Figure 2.** Representation of a quadripolar magnetic array. A: Field map of a quadripolar magnetic array. The magnet arrangement within the device is shown in the lower right corner (Extract from McLean et al.[7]). B: Pattern produced in iron fillings by a quadripolar magnetic array.

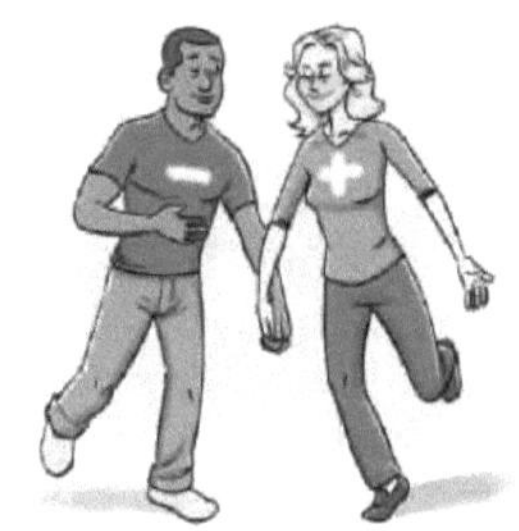

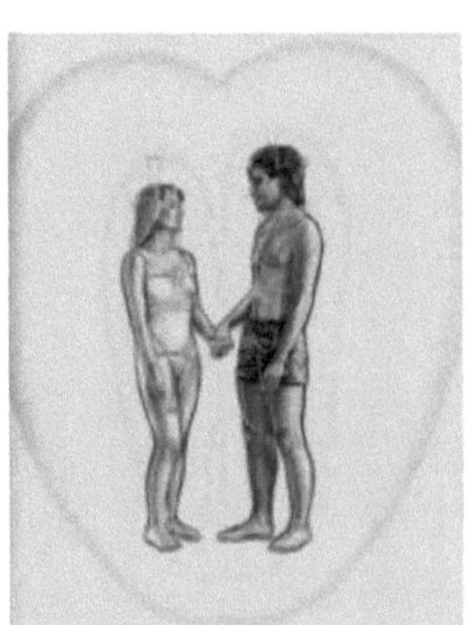

A terapia magnética MADU consiste na aplicação de um campo magnético orientado unipolar (do mesmo pólo) (não oscilatório) que se baseia nas propriedades do campo magnético da Terra. O método MADU começa com duas a três horas de tratamento utilizando uma variedade de dispositivos médicos e, assim que os dipolos assentam e o inchaço diminui, são administradas tiras magnéticas. O campo magnético criado pelas tiras penetra na pele, atingindo uma profundidade de 55 cm. A sua influência profunda, suave e contínua ativa os processos regenerativos. As bandas MADU, que são 10 a 15 vezes mais fracas do que os níveis máximos de campo magnético prescritos pela OMS (até 2T), foram aplicadas em doentes que foram observados, em média, durante um período de três meses a mais de quatro anos e meio. Alguns pacientes foram observados durante um período de mais de vinte anos e a maioria deles mostrou efeitos curativos positivos.

O pólo magnético cria uma imagem diferente consoante a profundidade da sua influência. A uma profundidade de 2,5 cm, a imagem do campo biomagnético parece separada, mas à medida que a profundidade aumenta, o campo biomagnético torna-se homogéneo.

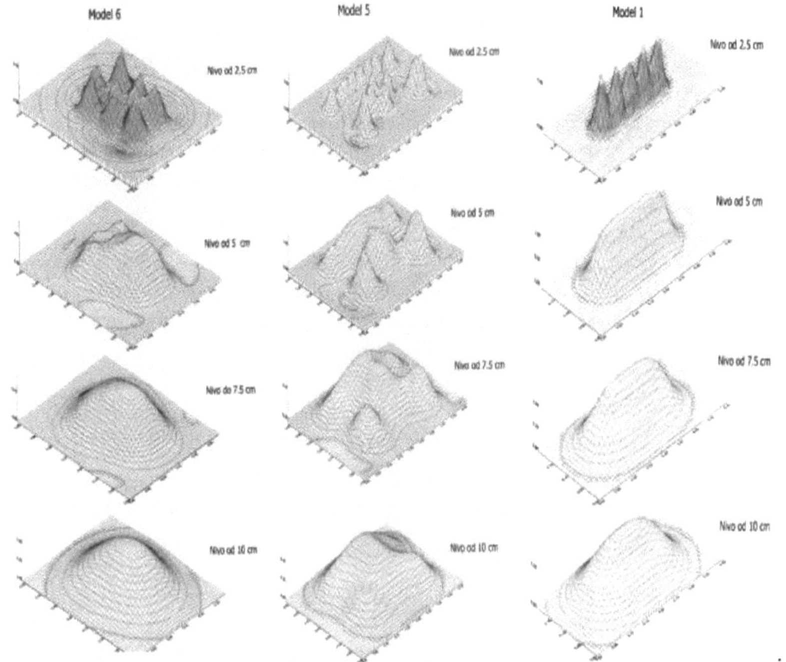


**Modelos informáticos da influência profunda da MADU desenhados pela engenheira de minas e geologia, Maja Mitic, PhD**

## CARACTERÍSTICAS TÉCNICAS

**A maioria das tiras de MADU tem uma indução de cerca de 90 mT (900 gauss) e a intensidade da sua força diminui à medida que a distância do campo magnético aumenta. Isto tem impacto na profundidade da influência da tira MADU no tecido e na sua capacidade de ativar processos regenerativos. As tiras são, por isso, colocadas à superfície da pele, por cima do órgão doente, de modo a obter o efeito desejado. Na maioria dos casos, as tiras MADU são aplicadas durante um período de seis a doze meses. Por vezes, a terapia dura mais de 10 anos, com um efeito curativo progressivo em pessoas de todas as idades. A terapia MADU e os dois dispositivos médicos MADU têm sido utilizados nos últimos 24 anos. Em 2000, um certificado emitido pela Organização Mundial da Propriedade Intelectual (OMPI) das Nações Unidas reconheceu a tira MADU como uma marca registada:**

- Novidade (N),
- **Etapa inventiva (IS),**
- **Aplicabilidade industrial (IA).**

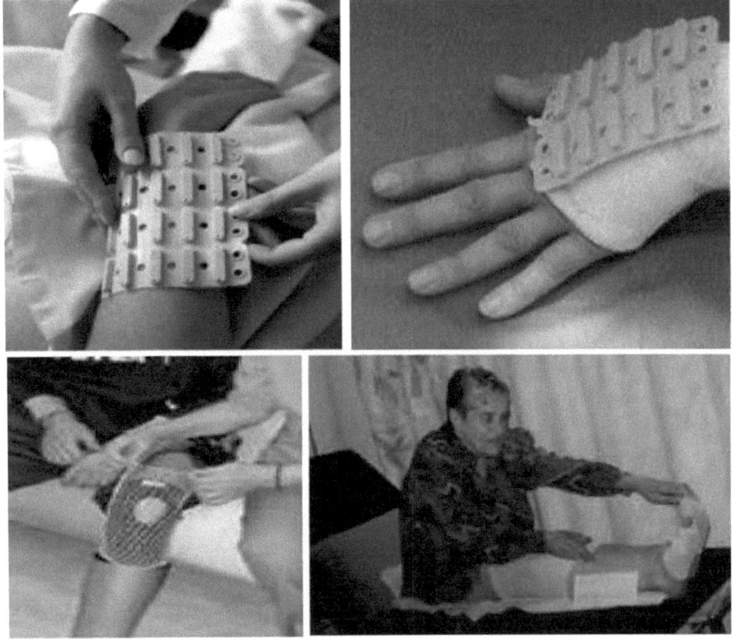

**O folheto abaixo, aprovado pela OMS, foi traduzido e publicado com o objetivo de melhorar a saúde e a segurança. Todos os exemplares foram distribuídos individualmente às instituições médicas e aos médicos, sem qualquer custo, em conformidade com o contrato assinado com a OMS.**

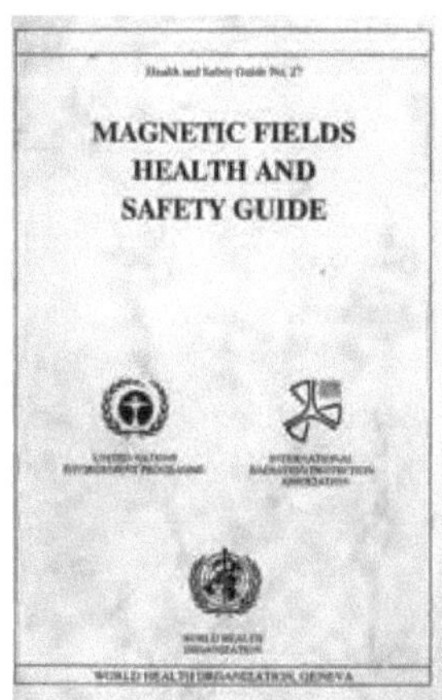

MAGNETIC FIELDS
HEALTH AND
SAFETY GUIDE

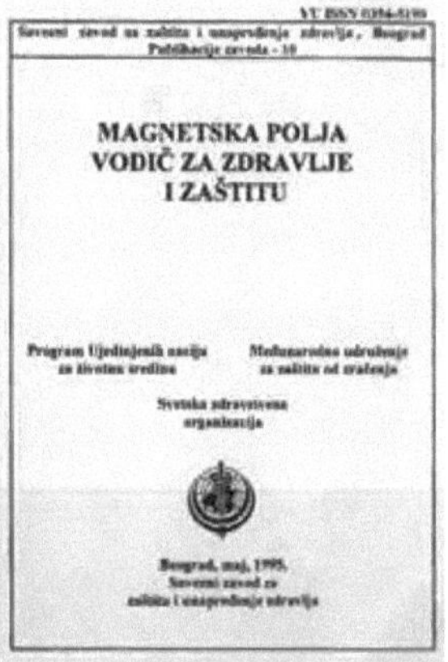

MAGNETSKA POLJA
VODIČ ZA ZDRAVLJE
I ZAŠTITU

**O panfleto explicava os níveis de campo magnético permitidos em militeslas.**

**O alcance médio de funcionamento da banda MADU e da armadilha magnética é de 55 cm e, em casos raros, de 70 cm.**

$$T = \frac{Wb}{m^2}$$

**1 Tesla (T) é igual a 1 Weber (Wb) em 1 metro quadrado ($m^2$ ).**

**A unidade do tesla tem o nome do cientista sérvio-americano Nikola Tesla.**

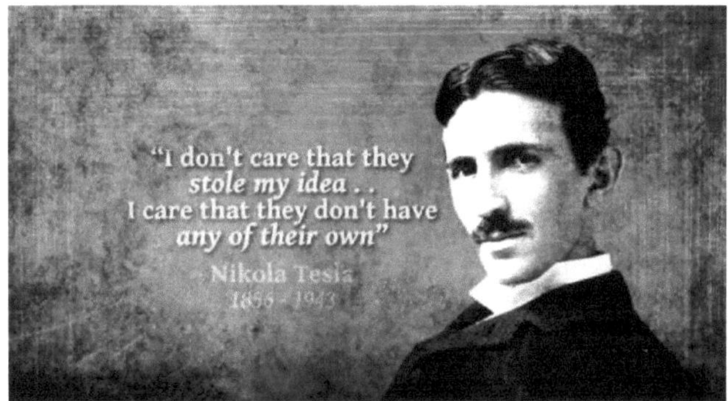


**Embora o Sistema Internacional de Unidades (SI) utilize o tesla como unidade de indução magnética, a unidade anterior de intensidade do campo magnético, o Gauss, continua a ser utilizada por ser mais exacta. Um tesla é igual a 10.000 gauss. A exposição a campos magnéticos estáticos até 2T ou 20.000 gauss não tem efeitos adversos nem irreversíveis na saúde humana, segundo a OMS ONU.**

## DOCUMENTOS RECONHECIDOS INTERNACIONALMENTE

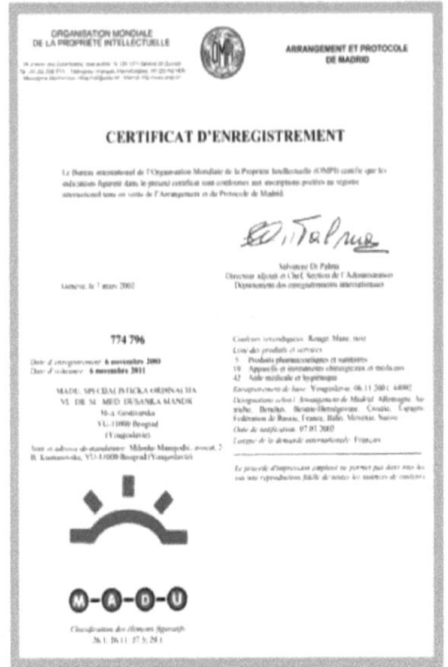


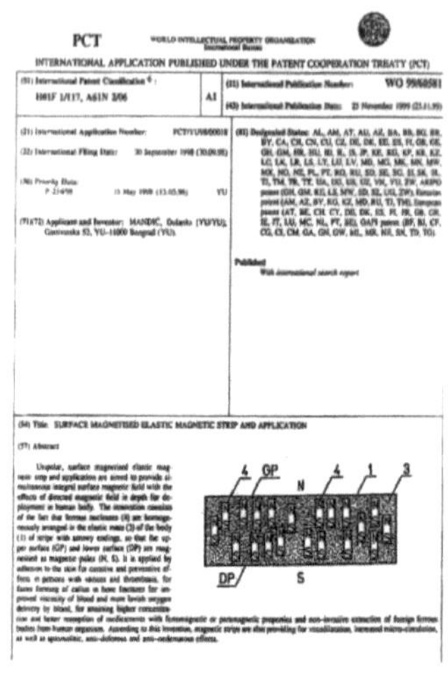


A marca MADU está protegida pelo Instituto da Propriedade Intelectual da Sérvia até 2020/12/27, № 44092

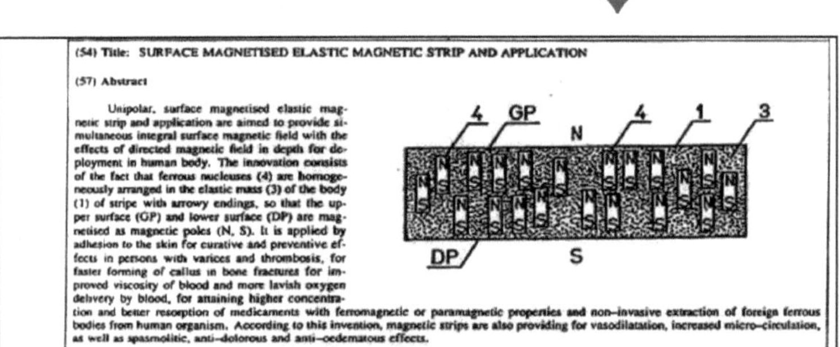

(54) Title: SURFACE MAGNETISED ELASTIC MAGNETIC STRIP AND APPLICATION

(57) Abstract

Unipolar, surface magnetised elastic magnetic strip and application are aimed to provide simultaneous integral surface magnetic field with the effects of directed magnetic field in depth for deployment in human body. The innovation consists of the fact that ferrous nucleuses (4) are homogeneously arranged in the elastic mass (3) of the body (1) of stripe with arrowy endings, so that the upper surface (GP) and lower surface (DP) are magnetised as magnetic poles (N, S). It is applied by adhesion to the skin for curative and preventive effects in persons with varices and thrombosis, for faster forming of callus in bone fractures for improved viscosity of blood and more lavish oxygen delivery by blood, for attaining higher concentration and better resorption of medicaments with ferromagnetic or paramagnetic properties and non-invasive extraction of foreign ferrous bodies from human organism. According to this invention, magnetic strips are also providing for vasodilatation, increased micro-circulation, as well as spasmolitic, anti-dolorous and anti-oedematous effects.



**O campo orientado unipolar profundo magnético aplicado no método MADU é uma nova tecnologia de saúde clinicamente testada e registada, ecologicamente limpa, amiga do ambiente, não invasiva e indolor, que pode ser utilizada em clínicas, unidades ambulatórias e em condições de campo.**

## ABRE NOVAS POSSIBILIDADES

**A influência subtil do campo magnético permanente fornece um nível de energia quântica que aumenta e melhora os processos biológicos no organismo e, como resultado final, gera e estimula processos regenerativos. Estes incluem a aceleração da cicatrização de tecidos moles e duros; a regeneração de cartilagem, osso, vasos sanguíneos e nervos periféricos; um aumento do nível de aptidão física; uma reabilitação rápida; cicatrizes mais pequenas; cuidados médicos eficientes e uma melhor qualidade de vida.**

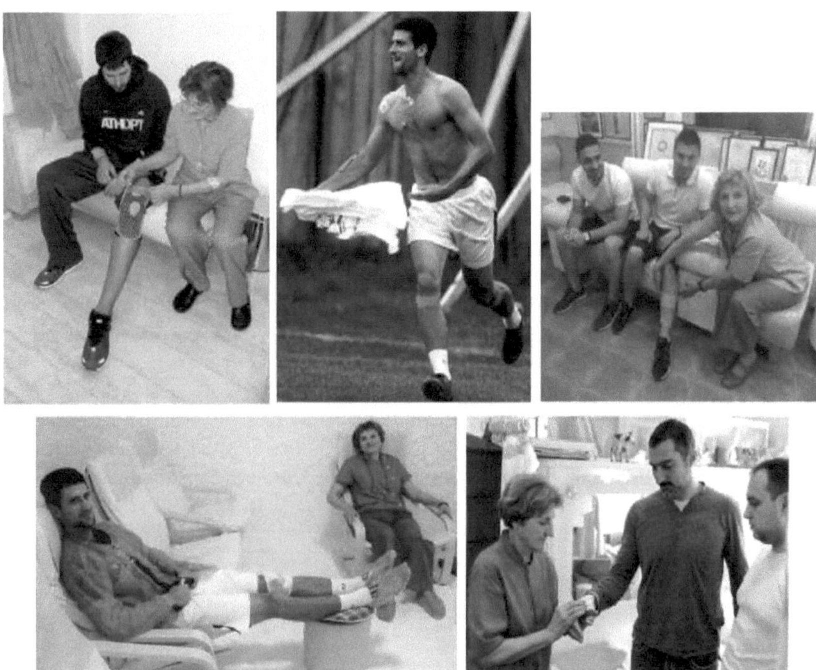

**Aplicação preventiva e curativa de MADU nos desportistas**

# O CAMPO MAGNÉTICO/ELECTROMAGNÉTICO

O objetivo dos procedimentos diagnósticos e terapêuticos é alcançado através da aplicação e dos efeitos curativos do campo magnético/eletromagnético. Estes métodos foram verificados pelos famosos cientistas sérvios Nikola Tesla e Mihajlo Pupin. Ambos os cientistas deram contributos significativos para a melhoria da civilização como um todo, particularmente em termos do avanço dos dispositivos técnicos utilizados na medicina. Nikola Tesla (1856-1943) foi um inventor, engenheiro eletrotécnico, engenheiro mecânico, físico e futurista sérvio-americano, mais conhecido pelos seus contributos para a conceção do moderno sistema de fornecimento de eletricidade por corrente alternada (CA). Tesla revelou que é possível documentar a força da vida mesmo antes de a fotografia Kirlian (aura) ter sido criada e ter passado a ser utilizada como é atualmente no diagnóstico médico. No desenvolvimento desta invenção de grande alcance, Tesla desempenhou o papel central. A sua compreensão dos raios X, tal como muitas das suas invenções, resultou da sua convicção de que, embora tudo o que precisamos para compreender o universo esteja virtualmente à nossa volta em todos os momentos, precisamos de usar as nossas mentes para desenvolver dispositivos que aumentem a nossa perceção da existência.

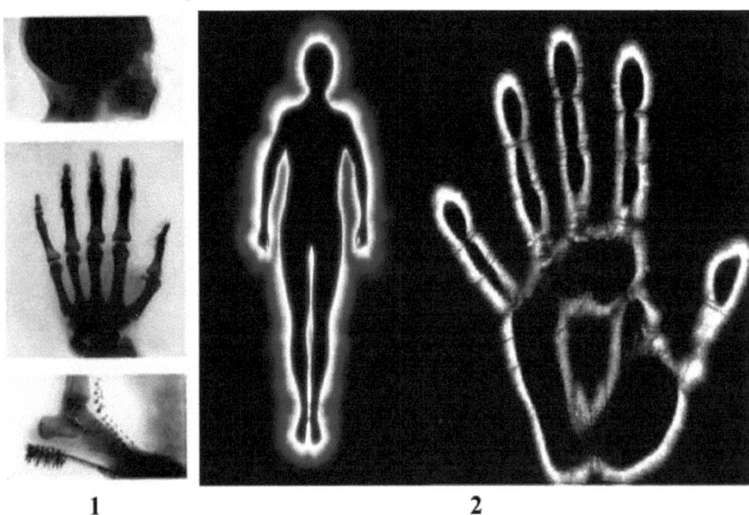

1 2

A figura 1 mostra a utilização dos raios X na medicina por Nikola Tesla em 1896;

A imagem 2 mostra a fotografia da aura de Kirlian, tirada pela primeira vez em 1939 e explicada cientificamente em 1976

Mihajlo Idvorski Pupin (1854-1935) foi a primeira pessoa a utilizar um ecrã fluorescente para melhorar os raios X para fins médicos.

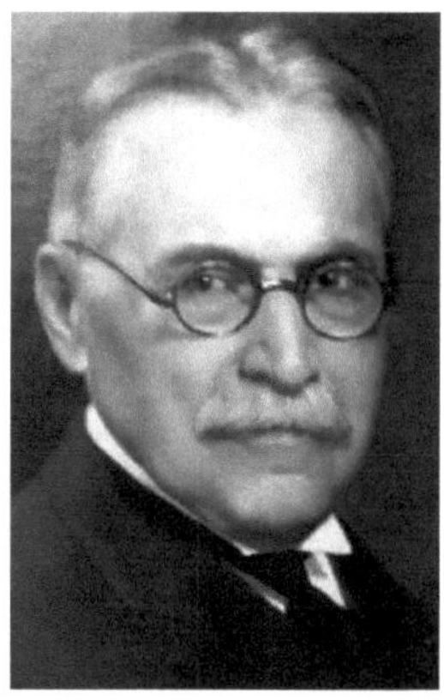

**Em 2 de janeiro de 1896, Pupin tirou a primeira fotografia de raios X na América e descobriu a fluoroscopia secundária de raios X, que reduziu o tempo de exposição dos doentes aos raios X de uma hora para alguns segundos.**

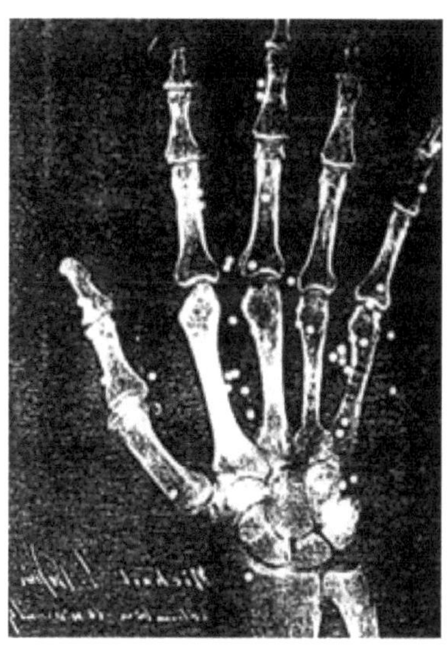

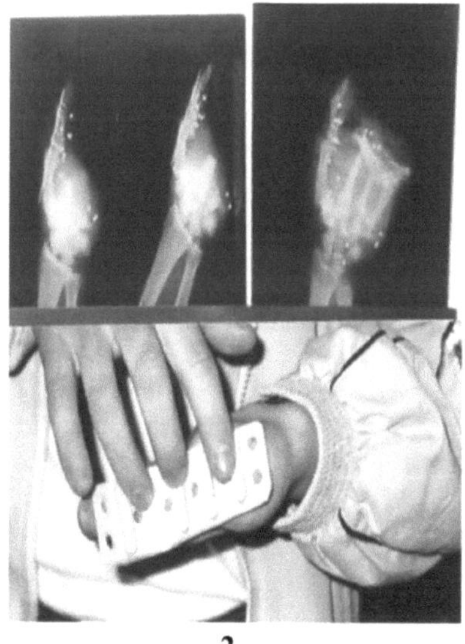

**1** **2**

**A imagem 1 mostra a primeira fotografia de raios X na América, tirada por Mihajlo Pupin em 2 de janeiro de 1896; a imagem 2 mostra a aplicação da fita MADU como armadilha para fragmentos de conchas em 1992**

## A TIRA MADU: UM DISPOSITIVO MÉDICO; O MÉTODO MADU

**Até à data, foram utilizadas doze configurações da tira MADU, sendo o número e a posição dos ímanes no interior da tira determinados pelas indicações para a sua aplicação. Um revestimento de silicone impede que os ímanes entrem em contacto com a pele e provoquem uma reação alérgica.**

Para além dos ímanes naturais, são também utilizados ímanes artificiais. Trata-se de peças metálicas ou de elementos de terras raras (lantanídeos) processados artificialmente que, atualmente, permanecem magnetizados. Vários materiais podem ser magnetizados (ferro, volfrâmio, cobalto, crómio, níquel, lantanídeos, etc.).

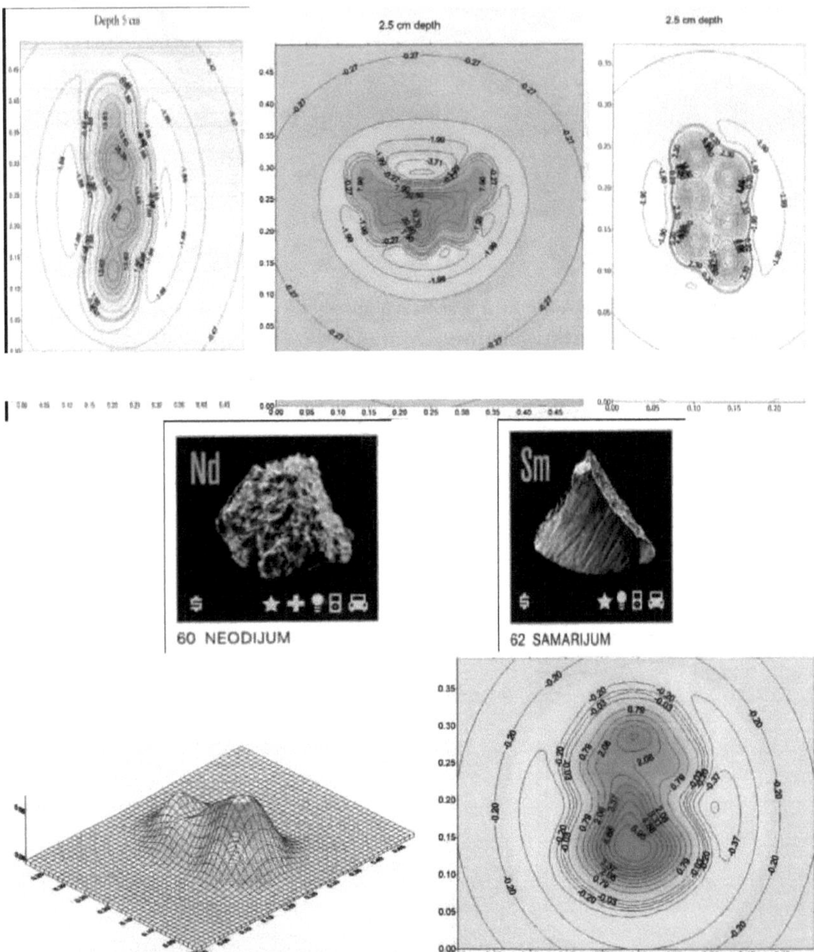


A tira MADU tem uma influência local e sistémica sobre e no organismo. Os efeitos locais são limitados à área coberta pela tira. Os efeitos sistémicos são mediados pela circulação sanguínea e pela água magnetizada em todo o corpo. A água magnetizada tem uma melhor viscosidade e actua como uma solução para transportar mais facilmente os minerais e outras matérias solúveis. Os efeitos são preventivos e curativos.

O campo magnético que é invisível ao olho humano torna-se visível com a ajuda da tecnologia.

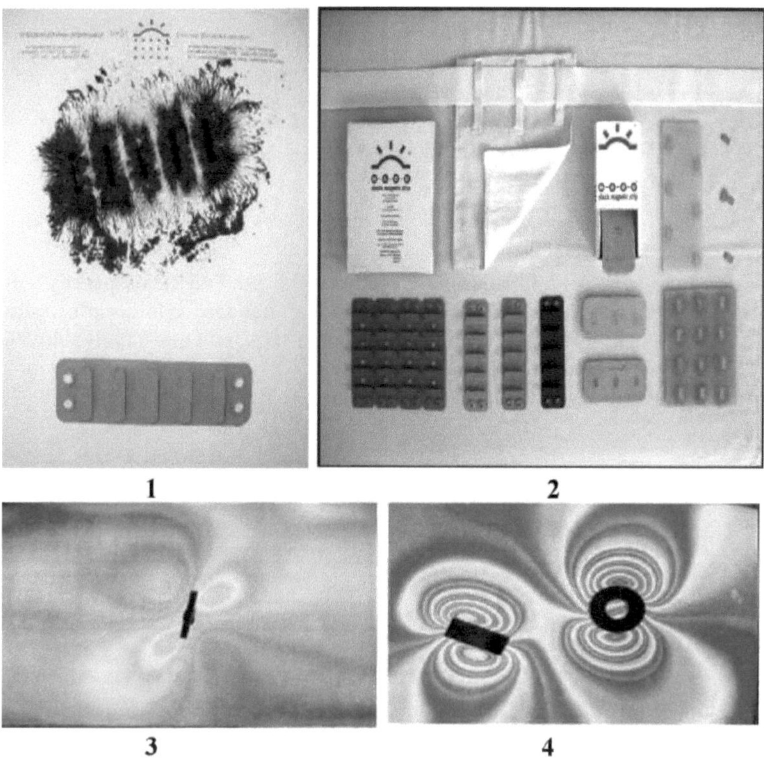


A figura 1 mostra o campo magnético da tira MADU que se tornou visível com a utilização de partículas ferromagnéticas;

A figura 2 mostra várias configurações de tiras MADU;

As imagens 3 e 4 mostram fotografias do campo MADU a tornar-se visível utilizando uma técnica especial

A água magnetizada é importante para o sucesso da terapia MADU

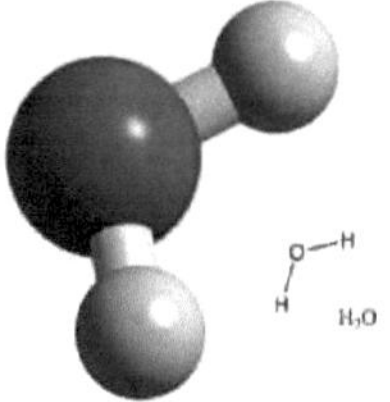


O ângulo de ligação numa molécula de água é de 104,45 graus

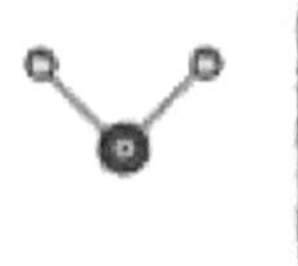


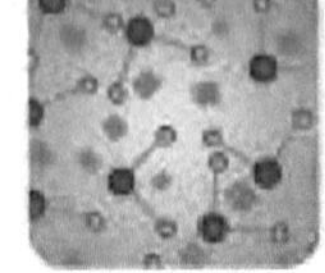


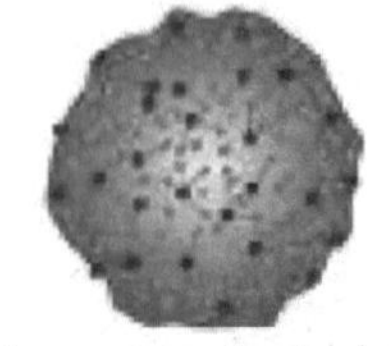


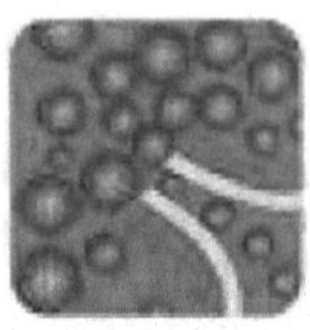


**As moléculas da água que é habitualmente consumida podem ficar presas em aglomerados, tornando a água menos solúvel. A água "viva" não tem aglomerados, com as moléculas separadas em grupos mais pequenos de duas a três, pelo que é mais solúvel. Na natureza, a água é "reavivada" quando congela ou flui através de campos magnéticos naturais (nascentes, cascatas, fontes, riachos, etc.).**

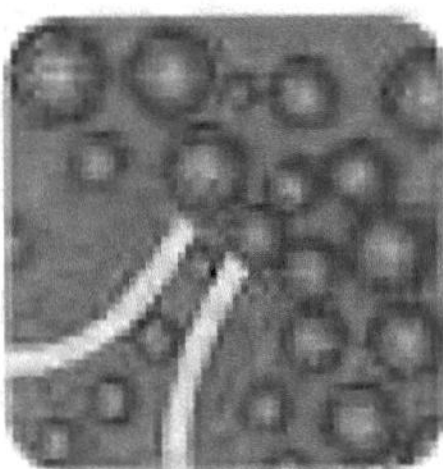

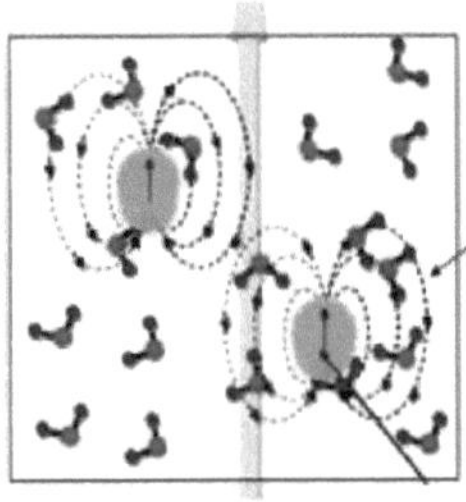

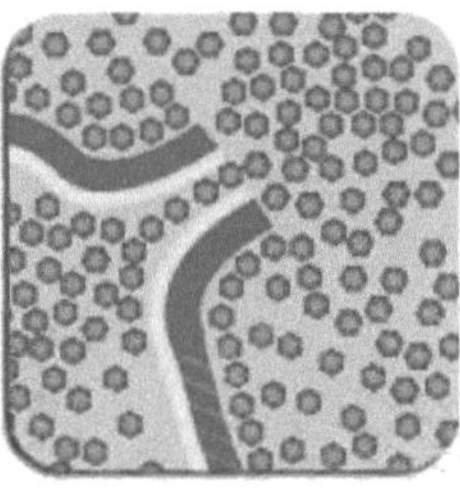

**As moléculas de água separadas significam água "viva**

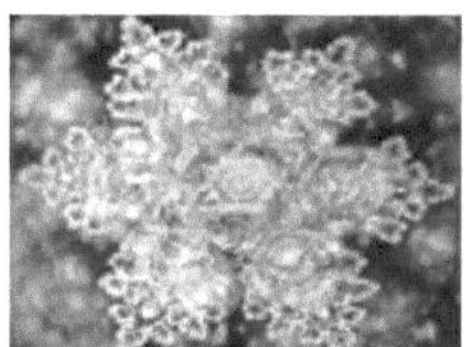
Sanbu-ichi Yusui Spring water

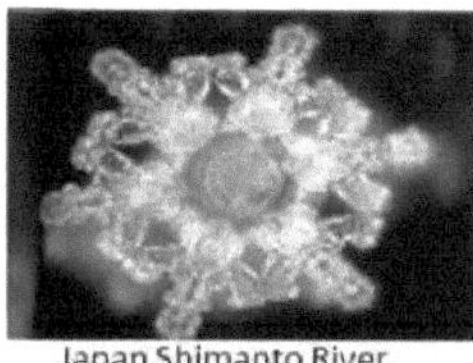
Japan Shimanto River, referred to as the last clean stream in Japan

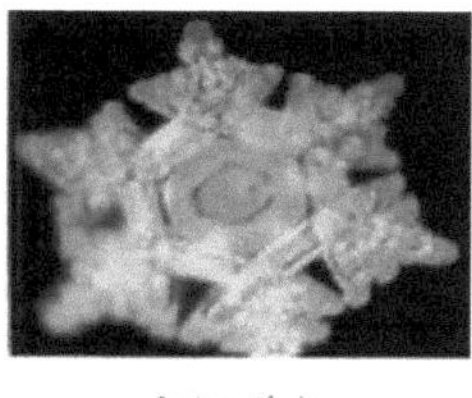
Antarctic Ice

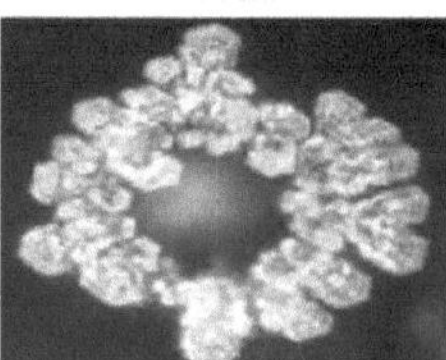
Fountain in Lourdes, France

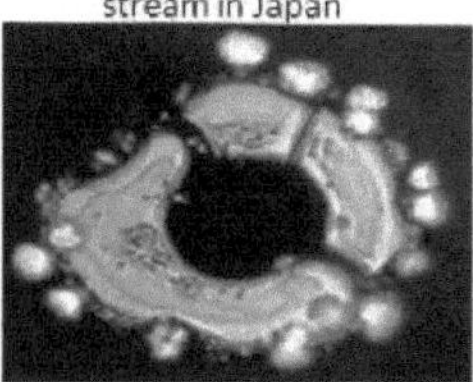
Biwako Lake, the largest lake at the center of Japan.Pollution is getting worse.

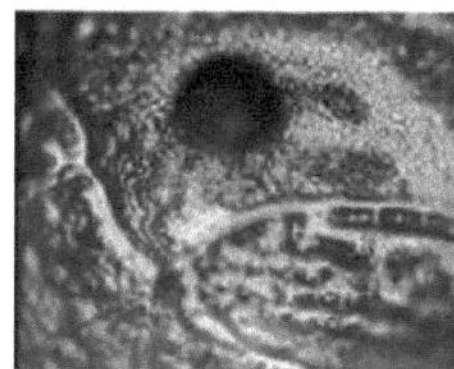
Yodo River, Japan.

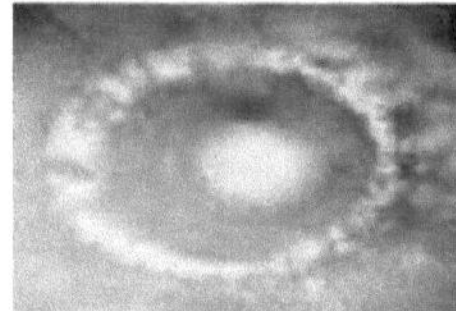
Untreated Distilled Water

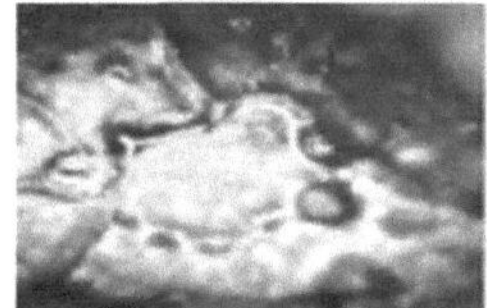
Fujiwara Dam, before offering a prayer

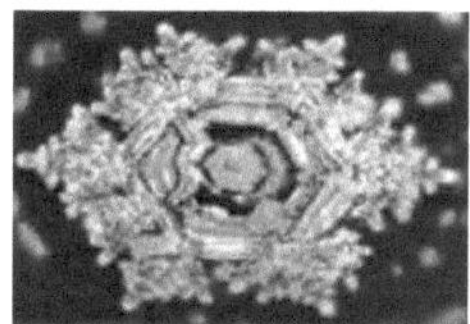
Fujiwara Dam, after offering a prayer

**Fotografias de Masaru Emoto**

**Tudo o que está sob a influência do campo magnético MADU é 0,1 graus Celsius mais quente. Quando a água está mais quente, a solubilidade melhora significativamente, o que é importante para otimizar as actividades metabólicas.**

**Uma confirmação hipotética da eficácia do tratamento é o facto de as células do corpo serem os seus reactores de liquefação eletroquímica em miniatura, especialmente activos no sistema neuromuscular. A liquefação ocorre tanto no âmbito de processos naturais como de processos utilizados na ciência, por exemplo para separar os constituintes do ar, como o oxigénio, o azoto, etc. O NO (monóxido de azoto) é especialmente importante como um dos vasodilatadores mais eficazes.**

## OS EFEITOS DO TRATAMENTO MADU E OS PRINCÍPIOS QUE LHES ESTÃO SUBJACENTES:

- **Efeitos biofísicos a nível celular (sobre a água e a estrutura das suas moléculas; através de substâncias ferromagnéticas e paramagnéticas; abertura de canais iónicos);**
- **Efeitos bioquímicos (alteração dos potenciais de membrana; melhoria da modulação do potencial de ação da bomba de potássio/sódio (K/Na); sincronização das oscilações endógenas dos iões de cálcio (Ca); ativação de enzimas, especialmente metaloenzimas; aumento da produção de ATP);**
- **Efeitos bioeléctricos (aumento da bio-condutividade: o potencial de membrana numa célula funciona como uma bateria e opera através da difusão resultante de iões que se deslocam num gradiente de concentração);**

• Efeitos fisiológicos (a água magnetizada é importante para o aumento da difusão no tecido cartilagíneo no líquido sinovial das articulações ricas em proteoglicanos responsáveis por uma elevada ingestão de água - com o tecido cartilagíneo hidratado a ocupar 1000 vezes o espaço do tecido cartilagíneo desidratado).

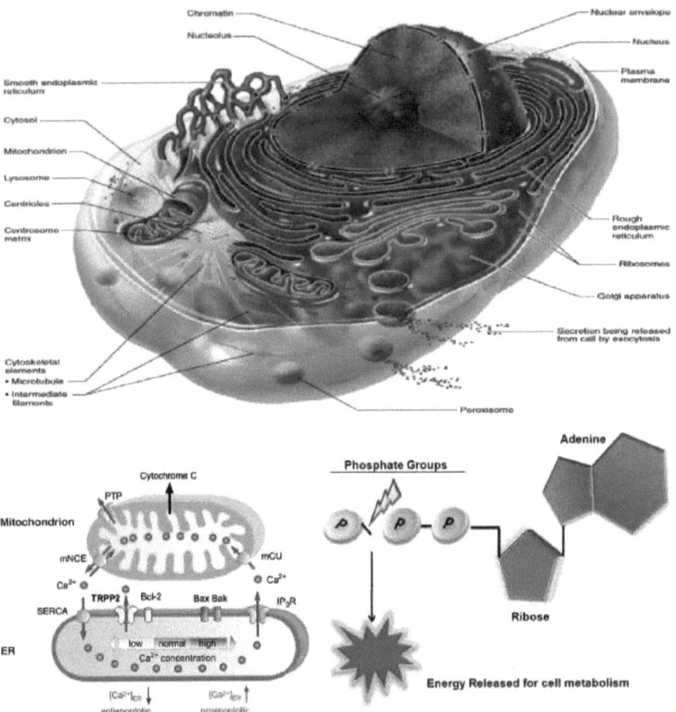


# EFEITOS TERAPÊUTICOS DO TRATAMENTO COM MADU:

- Diminuição da dor (efeitos analgésicos, morfomiméticos);
- Redução da inflamação (efeitos anti-inflamatórios e imunoestimulantes);
- Diminuição do inchaço (efeitos anti-edematosos, fixação do dipolo);
- Tecidos oxigenados e nutridos (vasodilatação, efeitos espasmolíticos, melhoria da microcirculação, ativação do metabolismo que resulta numa diminuição da acidez);
- Reforço dos processos regenerativos na zona tratada (feridas, cicatrizes...);
- Melhoria da saúde e da qualidade de vida;
- Redução das despesas com a saúde e a deficiência.

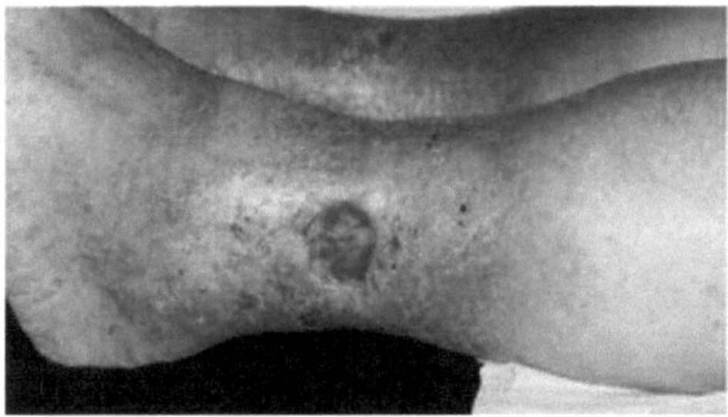
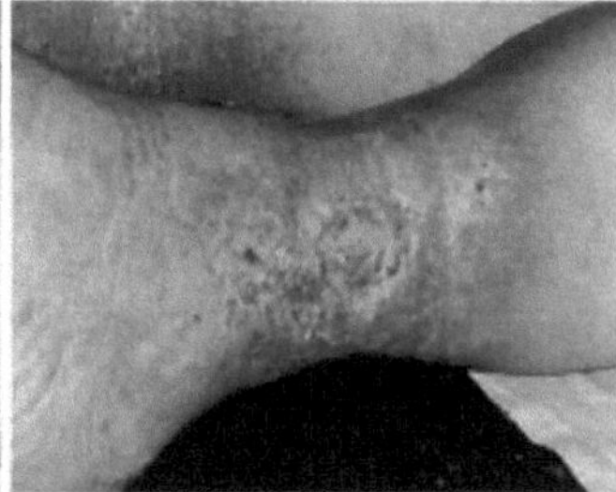

**Efeito anti-inflamatório do tratamento com MADU**

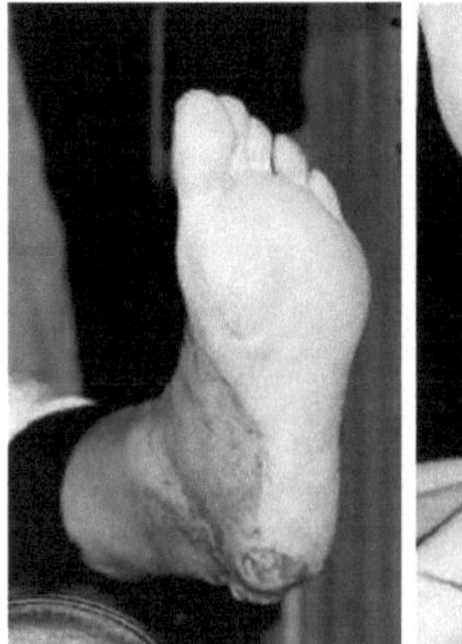
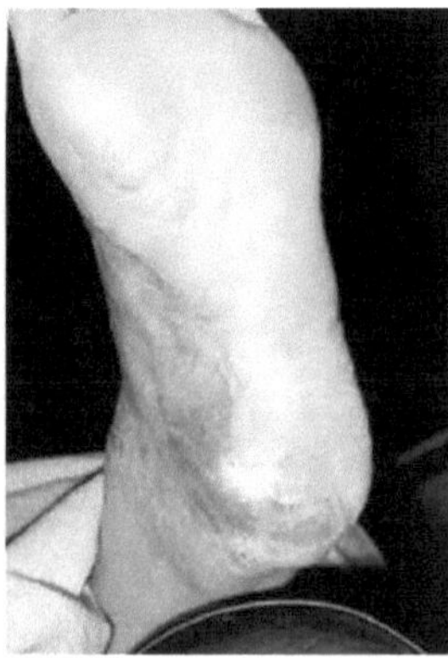

**Ferida crónica de acidente de viação após três semanas de tratamento com MADU**

**O conhecimento antigo pode ser utilizado para abrir de forma muito eficaz os canais de junção de hiato (GJ), que são uma rede de informação nos organismos que existe desde o início. Estas redes de informação estão presentes desde a fase embrionária e podem ser reactivadas mais tarde através de procedimentos médicos que recordam às células como regressar a um estado saudável. Estes procedimentos incluem as práticas tradicionais de várias culturas, como a reflexologia (RF), a acupuncturologia (AP), a acupunctura Su Jok (SJ), etc. Os canais GJ são como centros de controlo dos processos reparadores, incluindo os que são activados nos pontos que contêm informações relativas a todo o organismo, descritos por Embryo Containing Information of the Whole Organism (ECIWO), utilizados para diagnóstico e terapia. Os procedimentos terapêuticos MADU (MAgnetic Deep Unipolar oriented field) e os dispositivos médicos MADU estabelecem o equilíbrio energético no organismo e mantêm os efeitos terapêuticos a longo prazo. O tratamento foi cientificamente e clinicamente comprovado e aprovado.**

**Estudos científicos recentes sobre as redes de informação dos canais GJ e a informação intercelular que eles medeiam, regulando as exigências fisiológicas locais e sistémicas, incluindo a renovação, confirmam que é possível um processo regenerativo e uma cura mais rápidos e eficientes. Como tal, o conhecimento da RF e da ECIWO ajuda-nos a restaurar e a obter uma boa saúde de forma eficiente e a alcançar uma melhor qualidade de vida.**

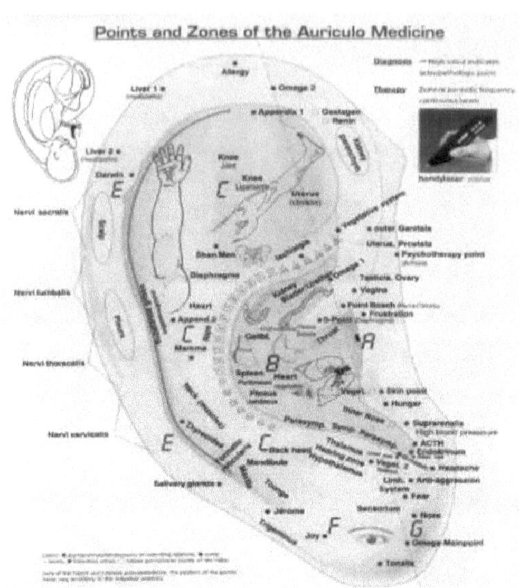


**Canais de junção de hiato compostos por conexões que se ligam através do espaço intercelular**

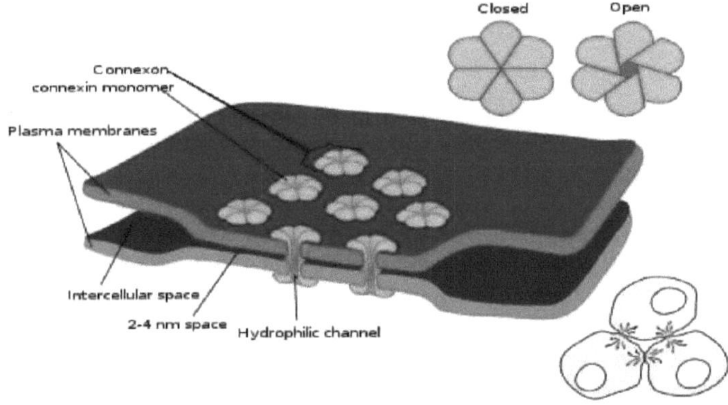


**A densidade dos canais GJ é vinte vezes maior em alguns pontos de acupunctura e dez vezes maior ao longo dos meridianos de acupunctura do que nos tecidos circundantes. Como resultado, é possível lembrar ao organismo como manter a homeostase, para atingir um estado anatómico e fisiológico ótimo.**

**Embrião que contém informações de todo o organismo - ECIWO**

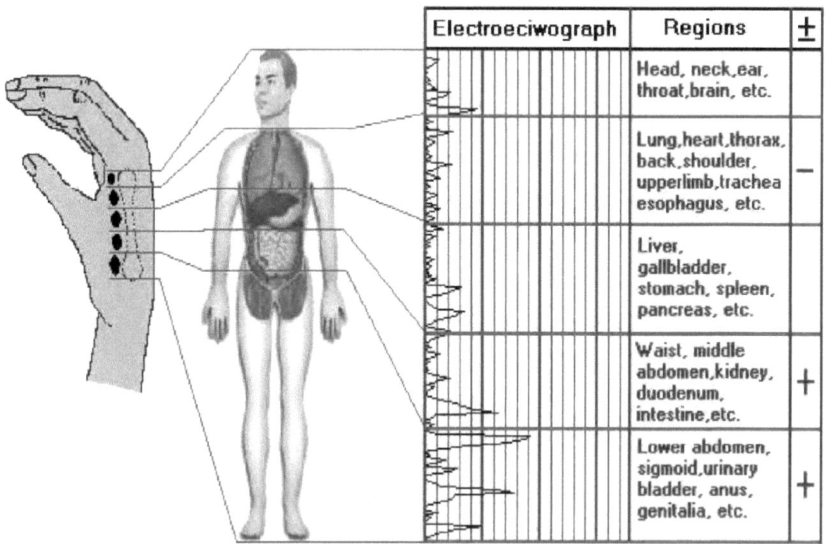


**A REFLEXOLOGIA é uma ciência baseada na premissa de que existem zonas e pontos reflexos em partes do corpo, como as mãos, os pés, a língua, os olhos, o nariz e as orelhas, que correspondem às glândulas, órgãos, músculos e ossos do corpo. O ato físico de aplicar pressão nestas áreas reflexas resulta na redução do stress que promove alterações fisiológicas no corpo.**

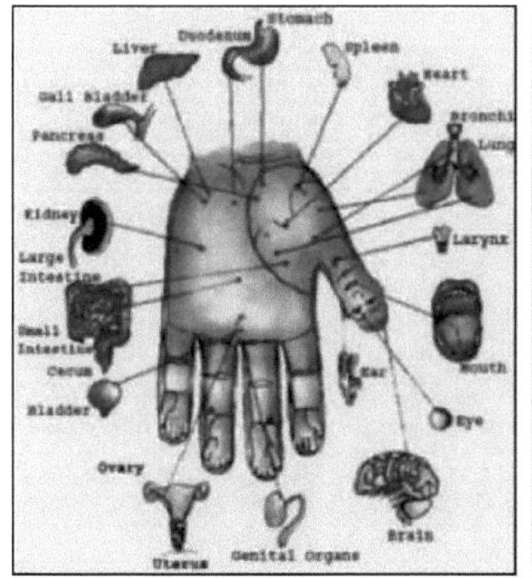


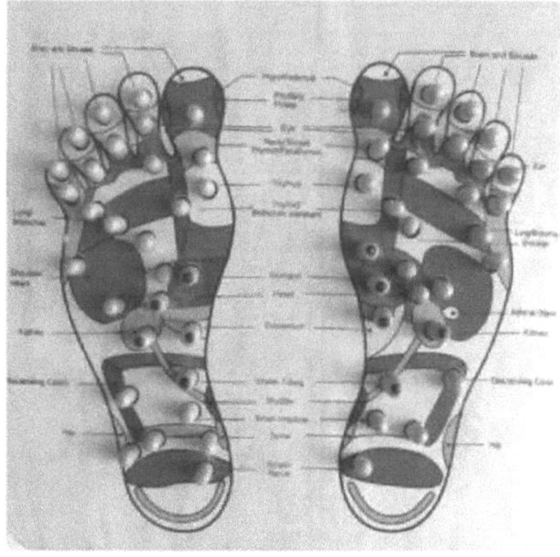

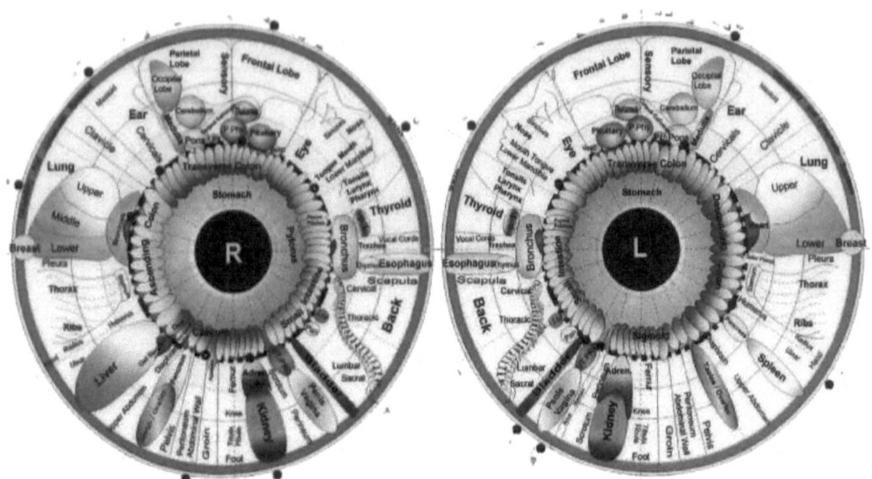


**O iridodiagnóstico (olhos) é especialmente importante na deteção de alterações na saúde sistémica de um organismo.**

# TERAPIA DOS VASOS SANGUÍNEOS

*Coautor, Cirurgião Cardiovascular, Assist. Dragan Cvetkovic, MD, MSc* **Os vasos sanguíneos são a parte do sistema circulatório que transporta o sangue por todo o corpo humano. Existem vários tipos de vasos sanguíneos: as artérias, que transportam o sangue para longe do coração; os capilares arteriais, que permitem a troca efectiva de água e substâncias químicas entre o sangue e os tecidos; e as veias, que transportam o sangue dos capilares venosos de volta para o coração.**

**O método médico MADU para a regeneração de tecidos, patenteado e desenvolvido por Dusanka Mandic, MD, PhD, baseia-se na utilização de um campo magnético profundo unipolar orientado que é criado pelas tiras magnéticas MADU. O método MADU implica a utilização de vários dispositivos médicos durante uma média de duas a três horas de terapia antes da aplicação das tiras magnéticas. As bandas MADU, que são 10 a 15 vezes mais fracas em mT do que os níveis máximos de campo magnético prescritos pela OMS (até 2T), foram aplicadas e observadas em doentes durante um período entre 3 meses e 4,5 anos. Alguns pacientes foram observados durante um período de dez anos e a maioria destes pacientes mostrou resultados positivos dentro do período acima mencionado. A oxigenação dos tecidos nas zonas observadas foi medida e controlada com um oxímetro de ponta de dedo (modelo MD 300 C2) que indicava a saturação periférica de oxigénio (SpO2/PaO2 %) a partir da qual se podia fazer uma estimativa da pressão parcial de oxigénio.**

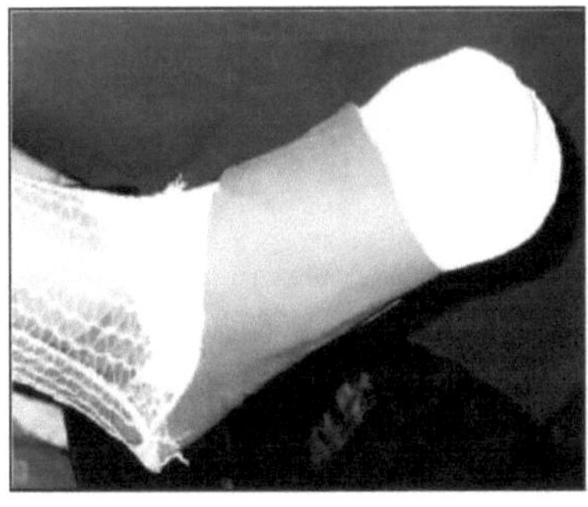

**1**

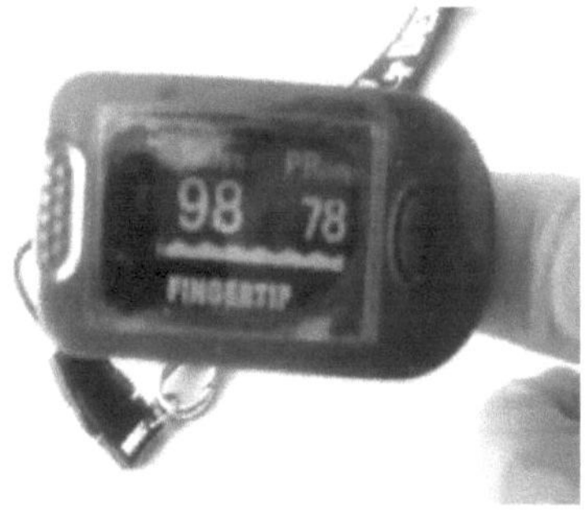


**2**

**A imagem 1 mostra um "sapato" MADU especialmente fabricado para o tratamento da gangrena;**

**A figura 2 mostra um oxímetro de pulso de dedo**

# VASOS SANGUÍNEOS: ARTERIAS

# ANGIOPATHIA DIABETICA WITH GANGRENE TREATED BY THE " MADU " METHOD - THE CASE REPORT

*MANDIC DUSANKA, MDPh.D,* DJORDJEVIC DRAGO,MD,Bs, CVETKOVIC DRAGAN,MD, STRUGAREVIC EVGENIJA,MD, ZAGORCIC JELENA,MD

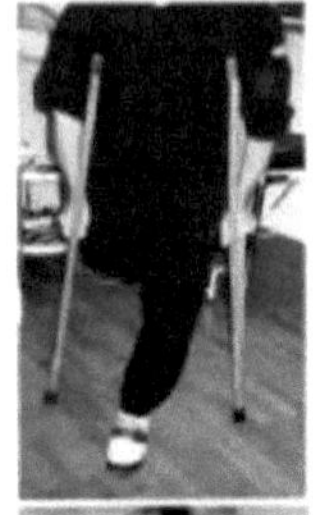

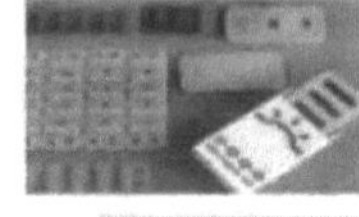

***INTRODUCTION***

The " MADU " strip is based on MAgnetic Deep Unipolar oriented field using the possibilities of the reflexogenic therapy on humans.
The intesity of magnetic field is 10 to 12 times lower than the permittedlevel researched by the WHO

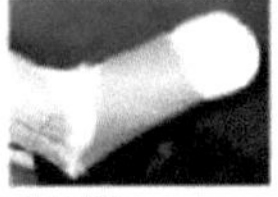

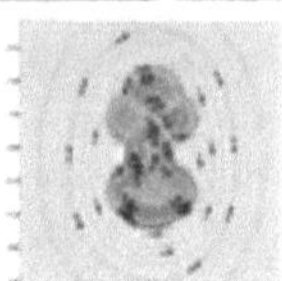

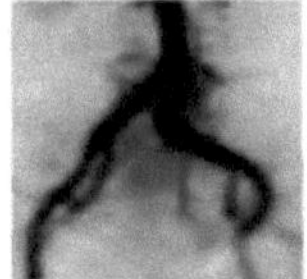

***METHOD***

The antioedematous effet is achieved due to the dipoles settlement provided by the electroacupunture, electromassage and magneto stimulation of the acupoints ( magnetophores ).
The process of massive oxygenation is initiated and then the MADU " shoe " is applied providing :

* **vasodilatation**
* **influence of ferromagnetics and paramagnetics**
* **oxygenation**
* **the raising of reginal temperture**
* **the enzymes activation**

The duration of the treatment was 2.5 years. The treatment frequency ranged from every 1 - 3 days to every 3 weeks, and later every 6 months

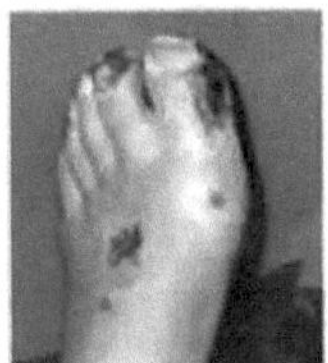

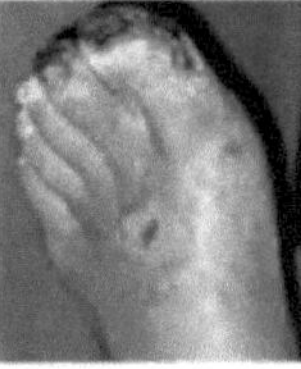

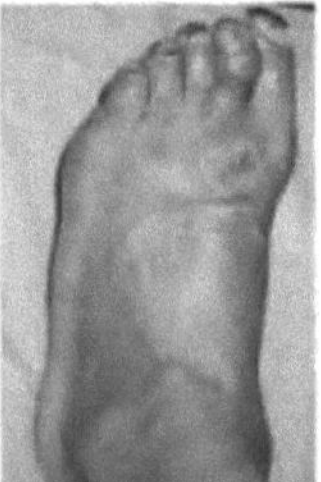

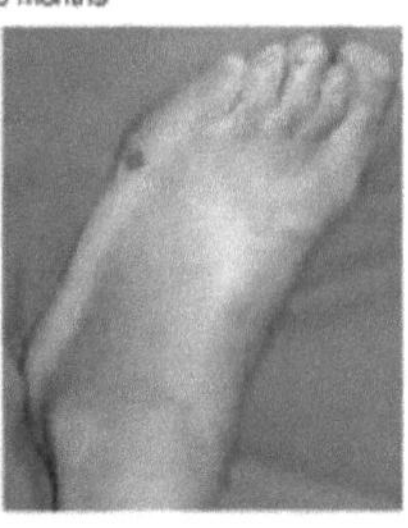

***RESULTS***

**The outpatinet male, 57 year old, suffering from dependant diabetes for 20 years, admited with the gangrene of the foot dorsum ( 25 mm x 15 mm ) and I, II, III and IV finger.
The Doppler indexes were 0.00 and aortography showed occlusion of the arteries below illiac level. The vascular reconstructive surgery was not posible, so the high level amputation of the leg was indicated. The outpatient refused the amputation becouse his other leg ( above the knee ) had been already amputated 4 years ago. After the first treatment, outpatient had the night without pain, after 3 weks the clinical improvement was evident and after 3.5 months the process of ephithelisation was terminated.
After 2.5 years the clinical examination showed that leg was vital, with normal skin temperature and the outpatient could walk.
The leg was saved due to developed microcirculation, oxygenation through new - formed small blood vessels successfully providing the vitality of the leg.**

***CONCLUSION***

**MAgnetic Deep Unipolar oriented field applied as MADU strips with the guaranteed optimal magnetic field intensity lasting for 10 years, providing long lasting protective acivity in the area of the diseased blood vessls and poor tissue nutrition. The initiation of regenerative processes is performed due to known pathophysiology mechanisms changing acid reaction into alkaline providing regenerative processes. This medical device is environment- friendly, the method is non- invasive, complemnt to modern medical procedures.
No side effects are noticed.**

**Como a aterosclerose é iniciada por processos inflamatórios nas células da parede dos vasos sanguíneos, a terapia MADU actua primeiro como anti-inflamatório e depois como espasmolítico, com o objetivo de relaxar o músculo arterial. Um efeito imediato é a melhoria da nutrição através do reforço permanente das funções metabólicas e da**

**estimulação geral dos processos regenerativos na área tratada. Com a ativação das células endoteliais, a permeabilidade do endotélio melhora devido à reconstrução celular e são segregadas substâncias que dilatam o vaso sanguíneo e actuam como anti-coagulantes. O aumento das actividades metabólicas é seguido por um aumento da produção de monóxido de azoto (NO), um dos vasodilatadores mais potentes. O elevado teor de ferro da hemoglobina dos eritrócitos apresenta propriedades ferromagnéticas fortemente influenciadas por um campo magnético. Isto também acelera a produção de NO e aumenta a vasodilatação e a potência/eficiência/atividade antitrombótica. Isto estimula a proliferação de células endoteliais vasculares e a angiogénese dos capilares sanguíneos e linfáticos.**

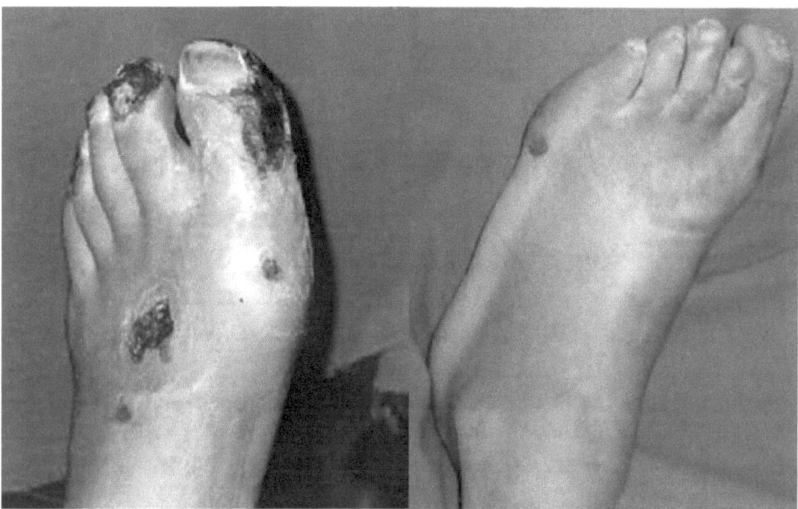

**Após 4,5 meses de terapia MADU, os processos regenerativos podem ser tão bem sucedidos que criam uma nova rede de vasos sanguíneos. A nova rede substitui a função dos vasos sanguíneos maiores obliterados.**

**Alguns medicamentos que param a hemorragia podem produzir efeitos secundários como a vasoconstrição - o estreitamento dos vasos sanguíneos resultante da contração das paredes musculares dos vasos, em particular das artérias periféricas. Isto pode levar à necrose isquémica dos tecidos.**

**Ds/Dg: Hematémese acuta propter ulcus gastrici - após terapia para hemorragia gastrointestinal; insuficiência arterial periférica causada por vasoconstrição iatrogénica.**

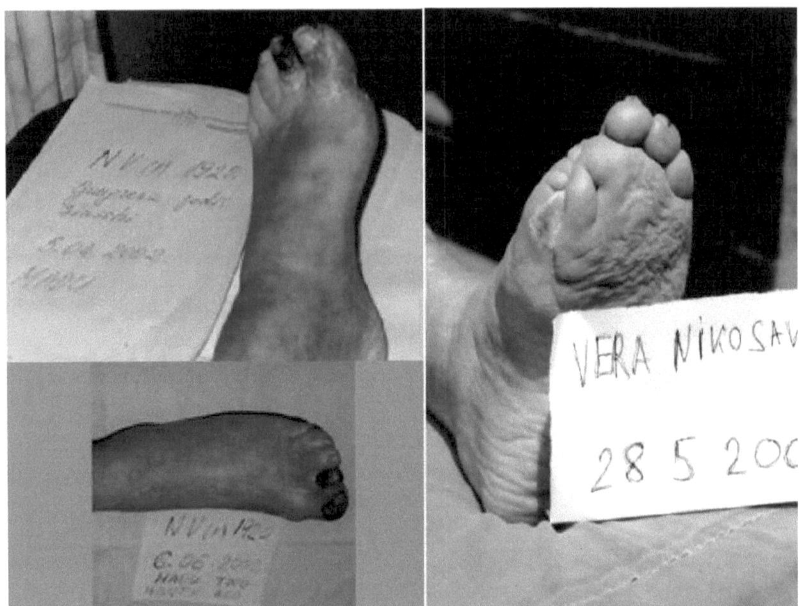


Antes da terapia MADU 2002/04/05; Após a terapia MADU 2003/05/28 Pt. NV (f), 1920

Neste caso, após a angiografia, havia indicação para a amputação de um nível elevado da perna. A terapia com MADU melhorou a vasodilatação e, consequentemente, a perna foi poupada, tendo sido amputados apenas dois dedos gangrenados.

Ds/Dg: Angiopathia diabetica Pt. GF (f), 1944

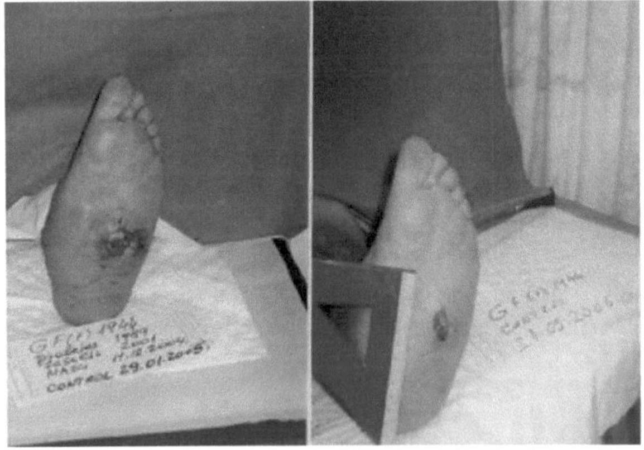

$1^{st}$ PE[1] 2004/12/11; $2^{nd}$ PE 2005/05/21

Ds/Dg: Angiopathia diabetica Pt. IZ (f), 1936

[1] PE: Exame físico

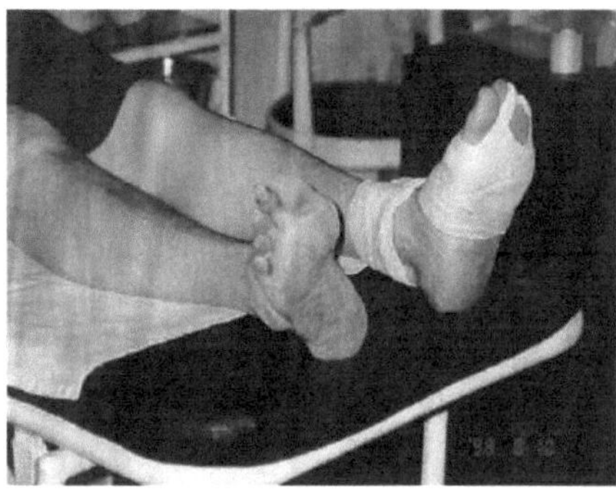

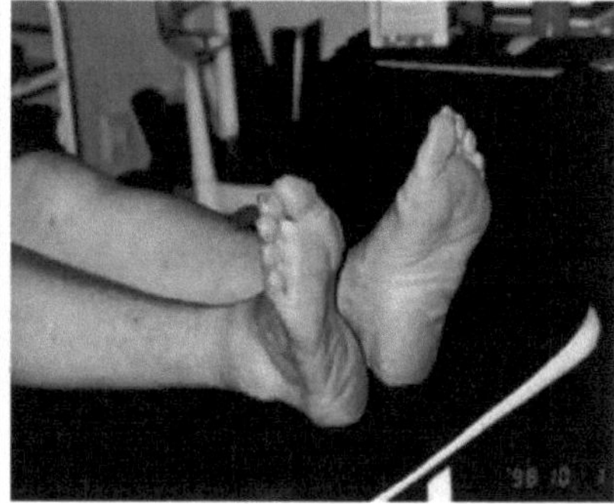

A terapia MADU começou em 1998/08/10 e terminou com sucesso em 1998/10/01, tendo sido
salvo um dedo do pé da amputação

Ds/Dg: Angiopatia diabética

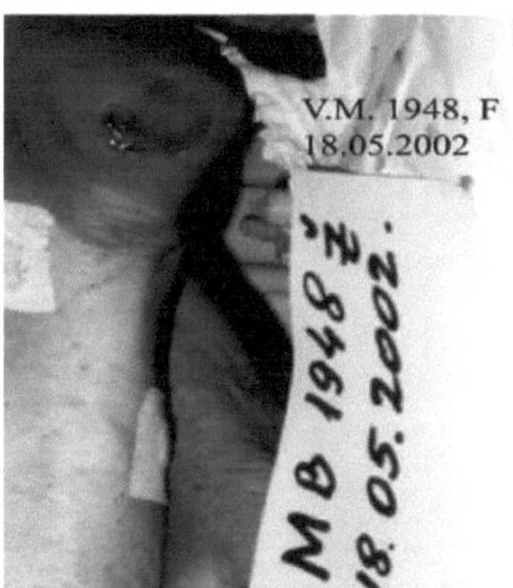


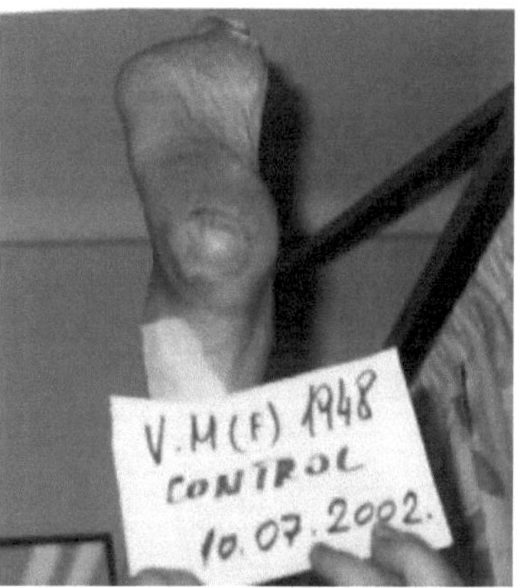


A magnetoterapia MADU é particularmente eficaz em doentes com uma secreção de insulina induzida pela glicose diminuída. Também é bem sucedida em pacientes com complicações relacionadas com a diabetes. Uma melhor vascularização e oxigenação resulta na maturação acelerada do tecido conjuntivo, melhorando a epitelização e o processo de cicatrização de feridas através da redução do tecido fibroso cicatricial. Isto estimula a regeneração das fibras nervosas danificadas e o estabelecimento da inervação periférica na área tratada.

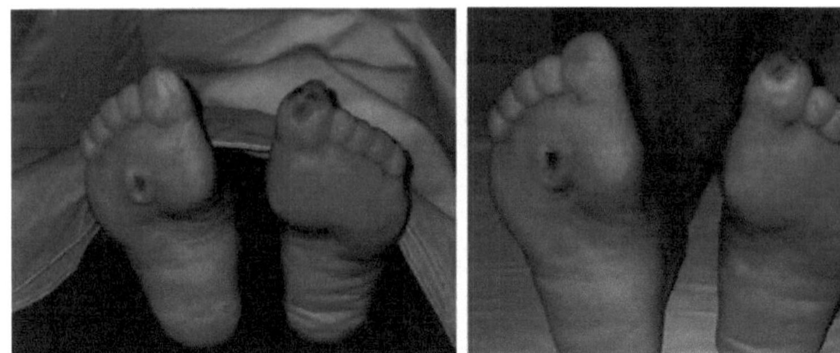

**Antes da terapia MADU 1998/02/26; Depois da terapia MADU 1998/03/05**
**Pt. DB (f), 1934**

**Doença arterial devida ao abuso de nicotina**

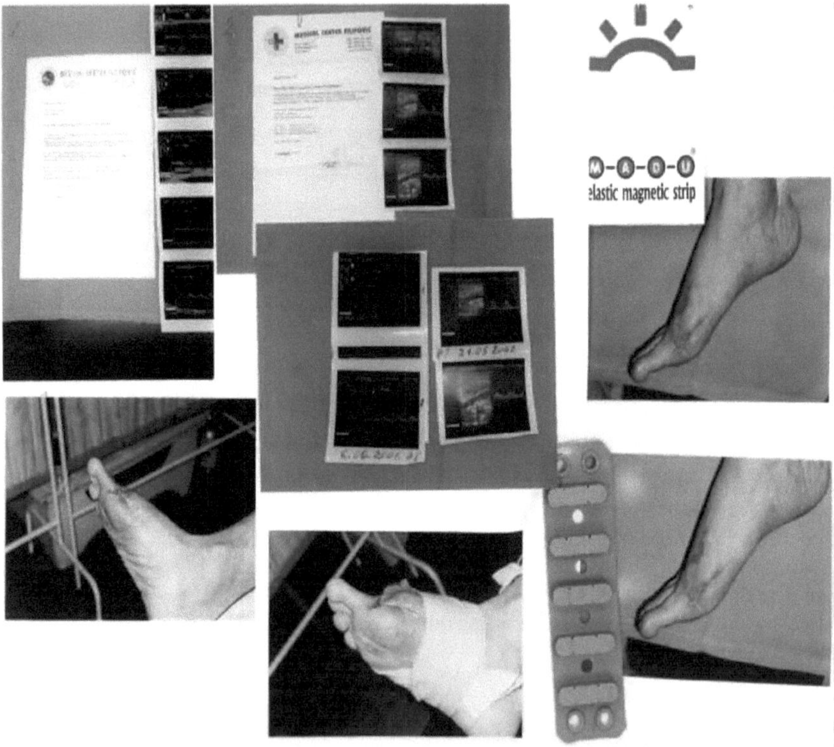

**A nicotina é uma potente toxina espasmogénica que, devido à vasoconstrição, interfere com o fornecimento de sangue e oxigénio. Não é só o tabagismo ativo que é prejudicial à saúde. A exposição ao tabagismo passivo (o não fumador inala involuntariamente um terço da dose de nicotina do cigarro) também é prejudicial, pois mesmo níveis baixos de exposição podem aumentar o risco de doenças cardiovasculares. O problema agrava-se quando as pessoas fumam perto de crianças, porque o fumo do cigarro contém mais de 4.000 substâncias químicas tóxicas. Como os vasos sanguíneos das crianças mantêm os**

órgãos vitais bem perfundidos, quando a vasoconstrição é profunda, o fluxo sanguíneo para a periferia do corpo diminui.

## VASOS SANGUÍNEOS: LESÕES DOS TECIDOS MOLES

**Hematoma causado por uma lesão desportiva**

**Lesões dos tecidos moles: resolução de contusões; Pt. MM (m), 1935**

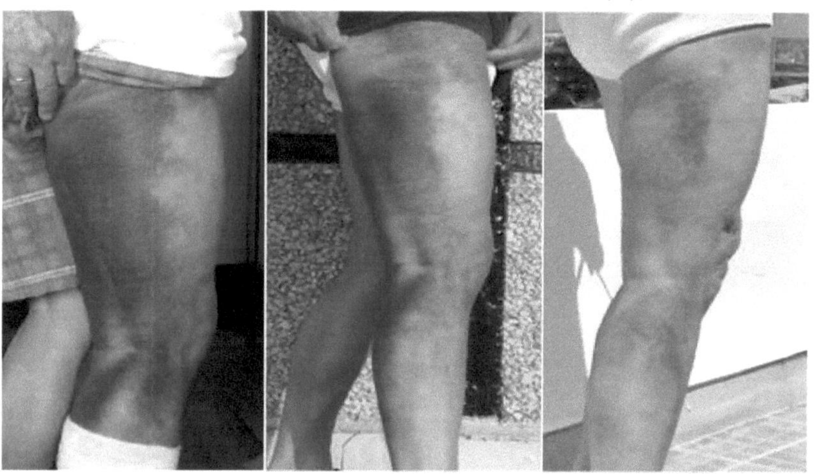

MADU therapy began 2007/06/12; Seven days into therapy 2007/06/19; Four weeks into therapy 2007/07/11

Este doente estava a fazer terapia anti-coagulante antes de sofrer a lesão. Normalmente, os hematomas resolvem-se no prazo de 21 dias, mas se o hematoma for extremamente grande, a resolução demora mais tempo. Graças aos processos metabólicos activados pelo campo MADU, o período de resolução foi significativamente reduzido neste doente.

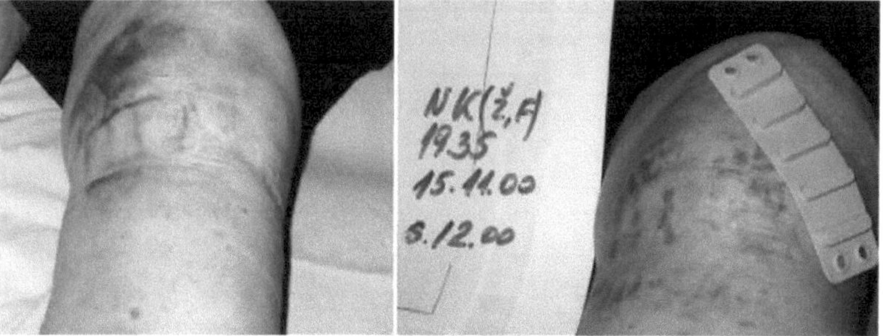


**Lesões dos tecidos moles: resolução de hematomas**

## VASOS SANGUÍNEOS: LESÕES DOS TECIDOS MOLES

**Ds/Dg: Dystorisio art. talocruralis sin. cum oedema Trauma sanata ante d. XII**

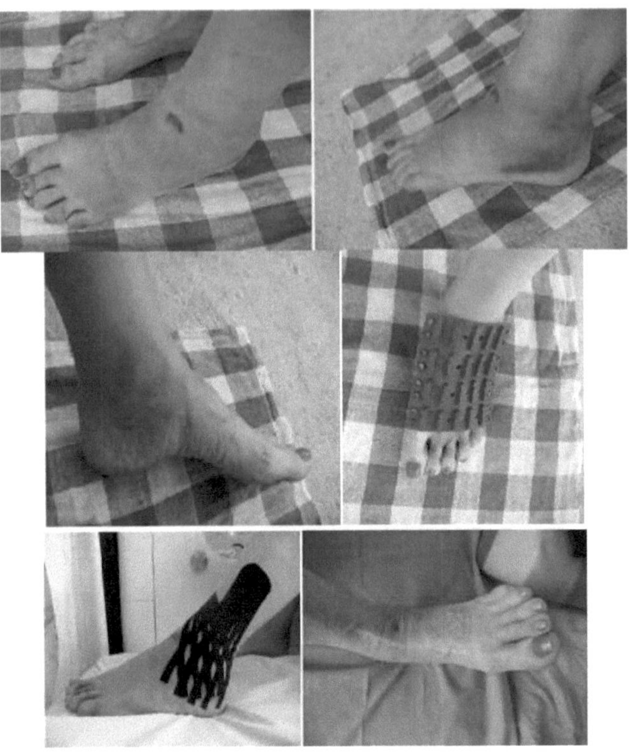

Pt. MD (f), 1944

**Após uma lesão no tornozelo (2013/08/12), foi aplicada uma compressa fria durante três dias. A terapia MADU começou em 2013/08/14 e o inchaço diminuiu. A fita Kinesio foi aplicada a 2013/08/17. Em 2013/08/24, foi obtido um movimento ótimo e indolor. A terapia MADU reduz o período de convalescença em 30-50% dos pacientes. Isto é especialmente importante quando se trata de reabilitação após lesões relacionadas com o desporto.**

## VASOS SANGUÍNEOS: VEIAS

**Ds/Dg: Ulcus cruris chr.**

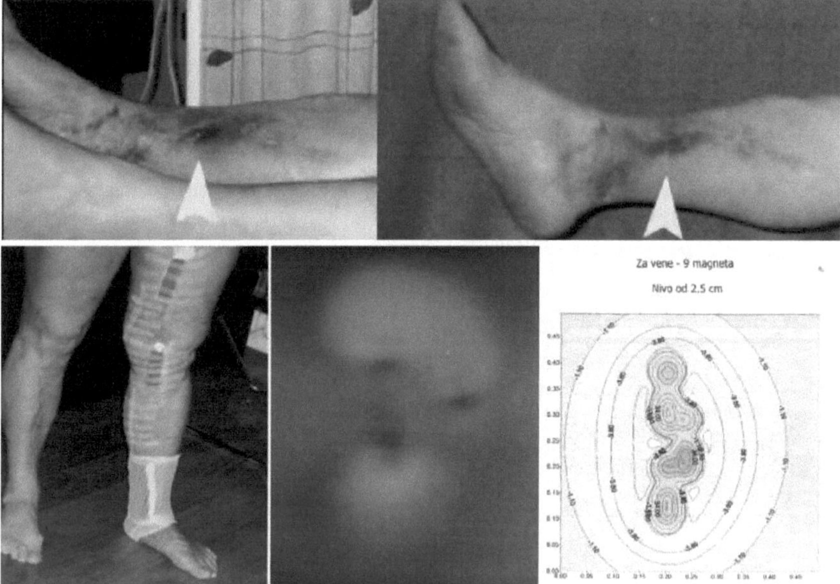


**Provas conclusivas da eficácia da terapia MADU com base nos resultados da aplicação clínica até à data:**

**- Tratamento preventivo e curativo das deformações venosas;**

**- Imobilização do trombo e sua recanalização acelerada;**

- **Aumento do fornecimento de oxigénio pelo sangue a áreas com diminuição da microcirculação e da oxigenação;**
- **Redução do inchaço na zona sob a influência de um campo magnético dirigido de grande penetração;**
- **Melhoria da viscosidade dos vasos sanguíneos arteriais e venosos e do sistema linfático.**

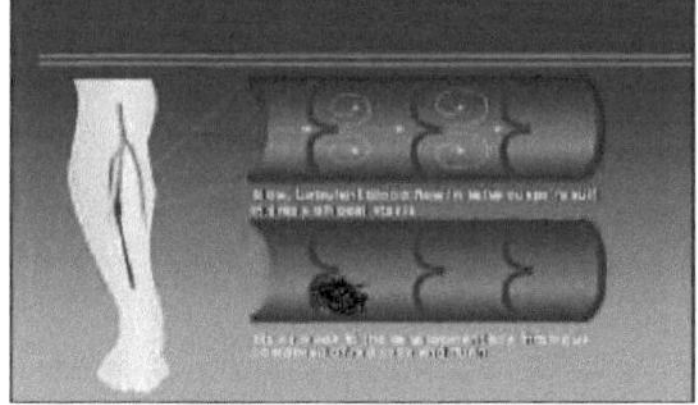

# VASOS LINFÁTICOS: LINFONOGÉNESE

**Os vasos linfáticos são estruturas valvuladas de paredes finas que transportam a linfa. Como parte do sistema linfático, os vasos linfáticos são complementares ao sistema cardiovascular. Os canais linfáticos drenam a linfa para uma das veias subclávias, devolvendo-a assim à circulação geral.**

**Geralmente, a linfa flui dos tecidos para os gânglios linfáticos e, eventualmente, para o ducto linfático direito ou para o maior vaso linfático do corpo, o ducto torácico esquerdo. Estes vasos drenam para as veias subclávias direita e esquerda, respetivamente.**

**Ds/Dg: Linfedema pedis bill. congenitalis Q82.0 (CID-10)**

**Pt. VM (m), 2012/02/18; abril de 2012 - uma criança de 3 meses**

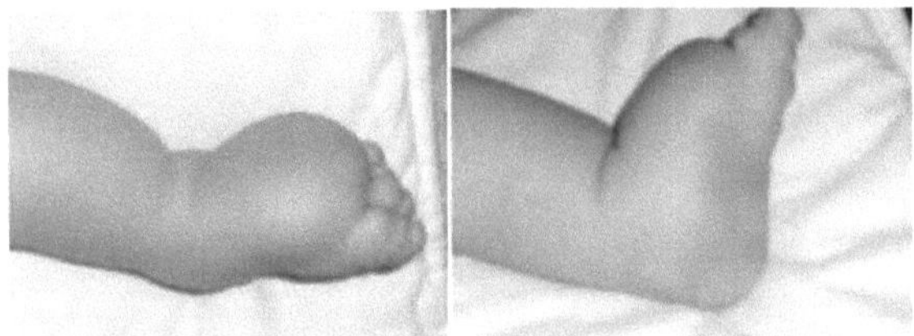

**Terapia MADU administrada de fevereiro de 2013 a setembro de 2013**

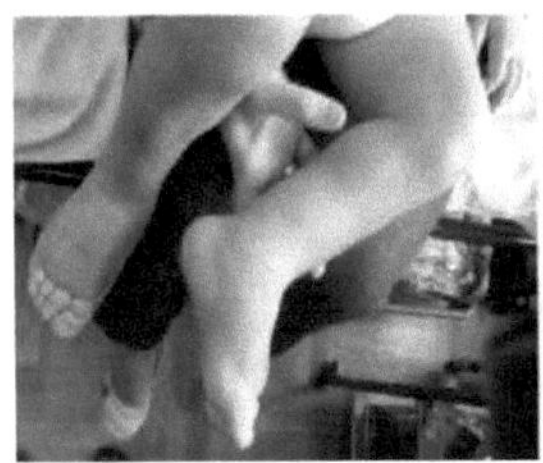

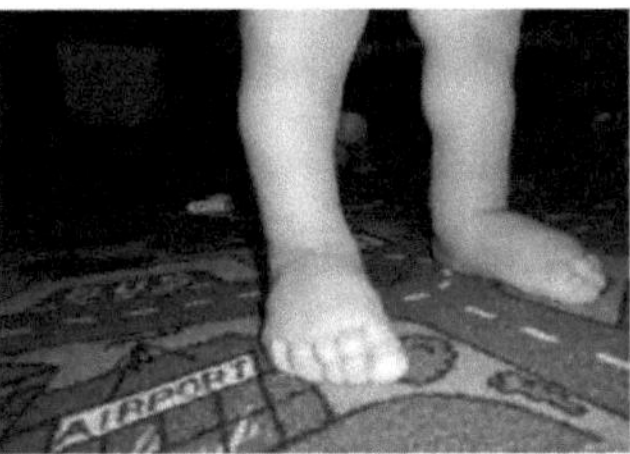

**A terapia aplicada durante os primeiros sete meses mostrou resultados significativos.**

**A terapia está a decorrer. O tratamento resultou em linfoneogénese.**

Lymph Capillaries in the Tissue Spaces

Tissue cells

Lymph capillary

Tissue spaces

Venule

Arteriole

Tissue fluid

Lymphatic vessel

# RESULTADOS: VASOS SANGUÍNEOS

**A maioria dos pacientes tratados sofria de doença vascular arterial.**

**Pacientes com doença arterial periférica e que de outra forma seriam candidatos a**

cirurgia foram tratados com terapia MADU, com os seguintes resultados:

- 29,17% de todos os doentes apresentavam angiopatia diabética com gangrena;
- O diagnóstico mais comum foi a estenose vascular, com 70,83% dos casos (1); a doença arterial com oclusão de uma das principais artérias dos membros inferiores com gangrena ou necrose tecidular deveu-se a aterosclerose em 65,28% dos doentes, abuso de nicotina em 4,17% e causas iatrogénicas em 1,39%.

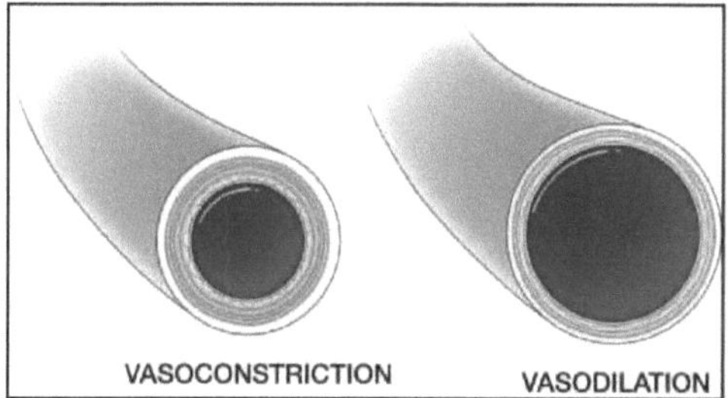


É importante notar que, embora a terapia MADU tenha sido administrada no contexto clínico, alguns doentes adormeceram devido ao alívio da dor.

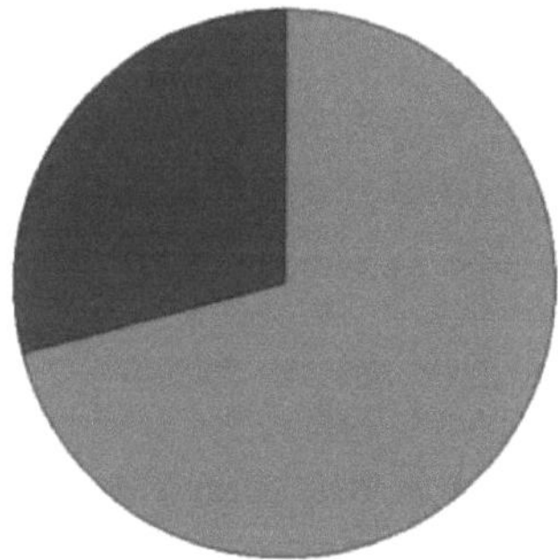

(1) vascular stenosis 70.83%; diabetic angiopathy 29.17%

- No tratamento não invasivo, o método MADU e as tiras MADU foram aplicados localmente em áreas de vascularização insuficiente durante um período médio de 22 meses;
- Verificou-se uma melhoria da regeneração dos tecidos em 60,78% dos doentes com estenose vascular e em 39,22% não se registou qualquer melhoria (2);
- No entanto, estes resultados favoráveis só foram observados em 33,3% dos doentes com angiopatia diabética com gangrena. Em 66,7% dos casos, os resultados não foram satisfatórios, mas os doentes em questão iniciaram o tratamento demasiado tarde - após o aparecimento da gangrena. Os casos em que se registou uma melhoria foram particularmente importantes para os doentes individuais (3);

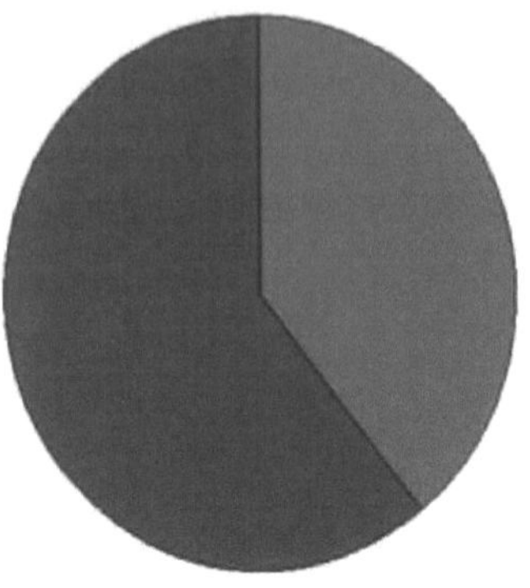

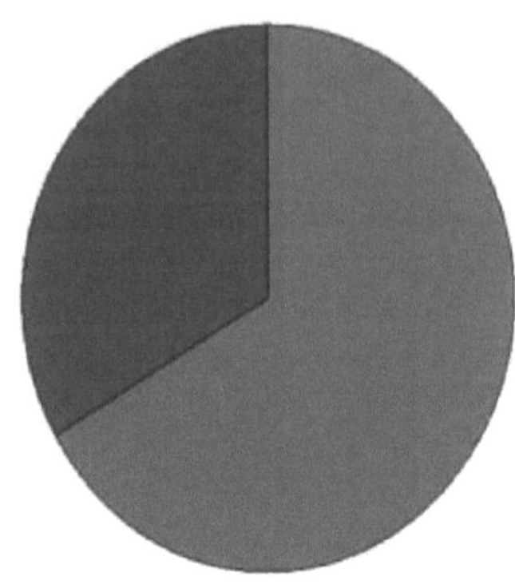

(2) ■ **improved tissue regeneration 60.78%,**

■ **no improvement 39.22%;**

(3) ■ **favorable results in diabetic angiopathy with gangrene 33.3%,**

■ **unsatisfactory results 66.7%.**

**A analgesia foi induzida na fase inicial do tratamento, após a resolução do inchaço.**

**Os resultados indicam que a aplicação do método MADU pode conduzir a uma melhor regeneração dos tecidos e ajudar alguns doentes a evitar a cirurgia. Em média, são necessários cerca de 4,5 meses para que se desenvolvam novos pequenos vasos sanguíneos, o que indica um tecido cicatrizado.**

**O método MADU é um procedimento médico complementar, não invasivo e amigo do ambiente.**

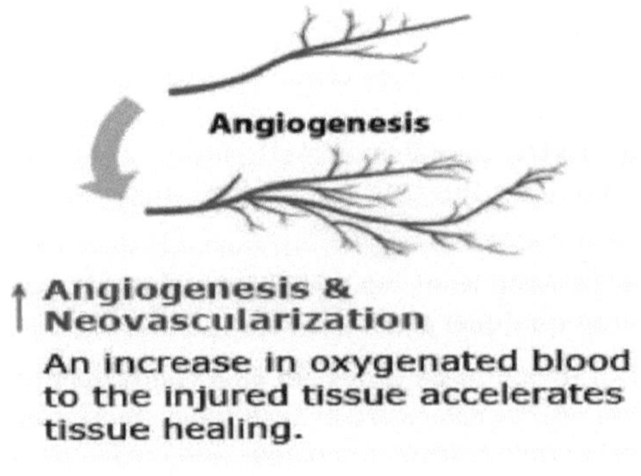

Angiogenesis

↑ **Angiogenesis & Neovascularization**

An increase in oxygenated blood to the injured tissue accelerates tissue healing.

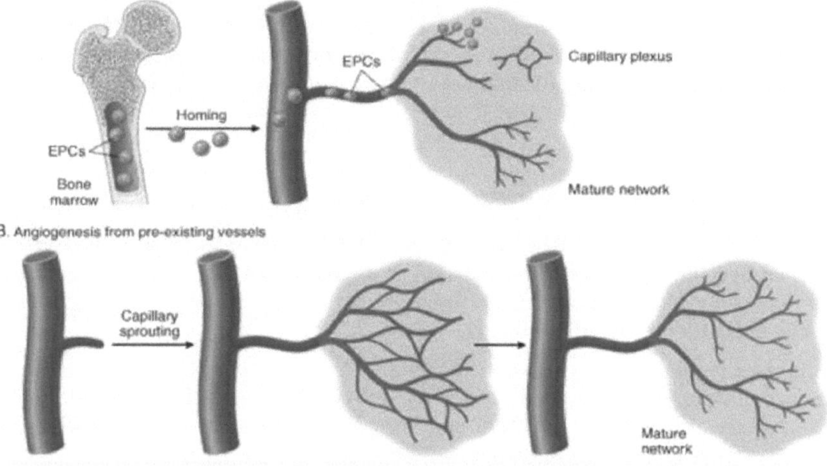


**Ds/Dg: Coxartrose lat. dex. Pt. SV (f), 1928**

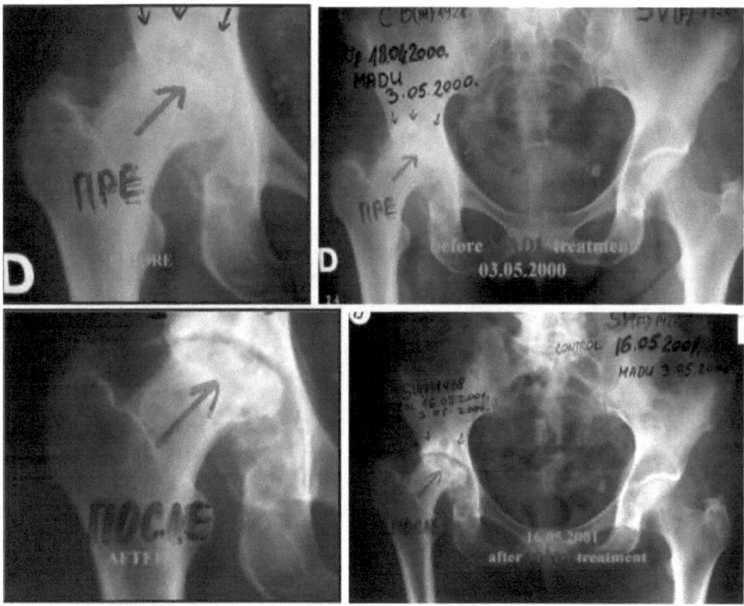


**Após um ano de terapia MADU, foi conseguido espaço articular, o que levou a uma maior mobilidade.**

**Vários mecanismos estão envolvidos na regeneração dos tecidos. O mais importante para os ossos e as articulações é a ativação da água magnetizada como água "viva". Ao nível da célula e da membrana, o mais importante é a modulação do potencial de ação**

da bomba de potássio/sódio (K/Na) e a libertação de iões Ca++ para estimular a cicatrização óssea, incorporando-os nas células ósseas. A cartilagem é hidratada: as suas unidades celulares podem ser 1000 vezes superiores ao seu volume anterior. A acidez dos tecidos diminui e a alcalinidade aumenta, estimulando a regeneração da cartilagem e o desenvolvimento de osso saudável (condroblastos em condrócitos; osteoblastos em osteócitos).

ΦO © o

Foram obtidos resultados positivos em doentes submetidos ao tratamento MADU para casos de doenças articulares degenerativas. Até à data, de entre os doentes que sofrem de doenças degenerativas das articulações, o método MADU tem sido aplicado principalmente aos que sofrem de coxartrose e gonartrose. Em casos de danos graves, a mobilidade é significativamente reduzida.

A anquilose é a rigidez de uma articulação devido a uma adesão e rigidez anormais dos ossos da articulação, que pode resultar de uma lesão ou de uma doença. A rigidez pode ser total ou parcial e pode ser devida a uma inflamação das estruturas tendinosas ou musculares exteriores à articulação ou dos tecidos da própria articulação.

Ds/Dg: Coxartrose lat. sin. Pt. MM (f), 1941

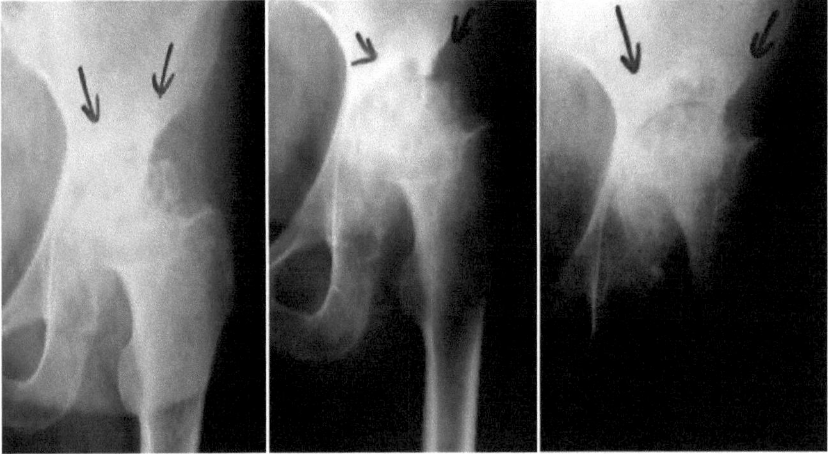

Before MADU treatment; After MADU treatment

2002/01/25 1st PE 2002/08/09; 2nd PE 2006/10/05

Uma vez regenerada a cartilagem, a dor e a rigidez diminuíram clinicamente e a fisioterapia restaurou o movimento.

# REGENERAÇÃO DO OSSO E DA CARTILAGEM: A ARTICULAÇÃO DA ANCA

**Ds/Dg: Coxartrose lat. sin; Regeneratio cartillaginis**

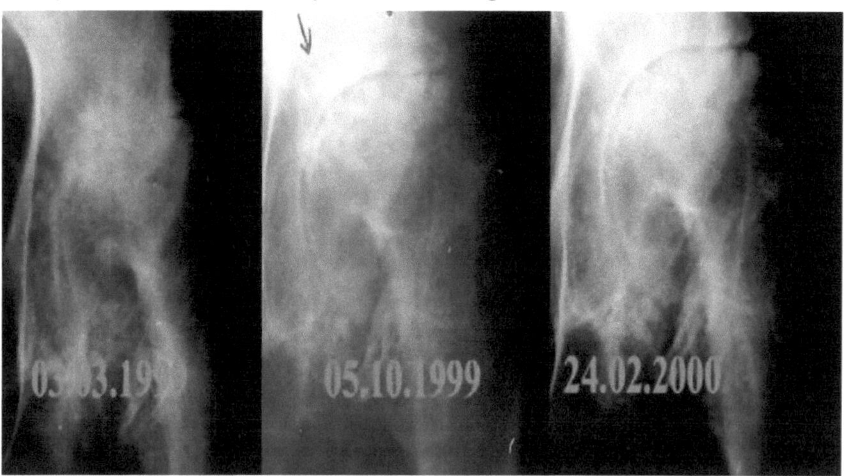


Pt. RM (m), 1934

A recuperação do espaço articular permite uma melhor qualidade de vida. As propriedades analgésicas do campo magnético MADU produziram o efeito terapêutico de alívio da dor nos pacientes estudados. Em alguns dos pacientes tratados no estudo, a analgesia foi induzida logo no primeiro dia de terapia. Os resultados indicam que a aplicação do método MADU pode levar a uma melhor regeneração dos tecidos e ajudar alguns doentes com outras contra-indicações para o tratamento cirúrgico. No estudo, as tiras magnéticas MADU foram aplicadas e fixadas na pele sobre as articulações doentes e os efeitos terapêuticos foram observados nas medições - que incluíam imagens de raios X e espectros de RMN - registadas de seis em seis meses. A análise incluiu tanto a melhoria dos sintomas dos pacientes (avaliados através de uma escala de classificação de sintomas adequada) como a radiografia das articulações afectadas. Os resultados obtidos após seis meses de tratamento foram favoráveis. Globalmente, o tratamento com MADU resultou não só na melhoria dos sintomas, mas também na melhoria da estrutura radiográfica das articulações, com sinais de regeneração do osso e da cartilagem e o alargamento dos espaços articulares estreitos.

Nos casos em que os doentes têm contra-indicações para o tratamento cirúrgico, a aplicação do método não invasivo MADU tem-se revelado eficaz na restauração de um novo espaço articular e na garantia de uma melhor qualidade de vida.

Ds/Dg: Coxartrose l. dex.

St. post prosthesis coxae sin. ante anno I;

Pt. VM (f), 1937

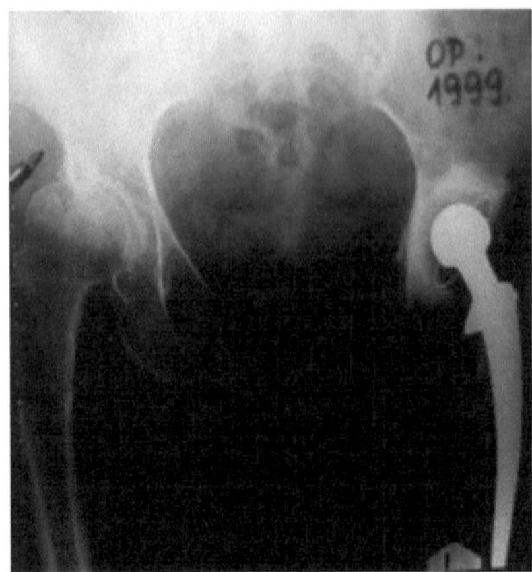

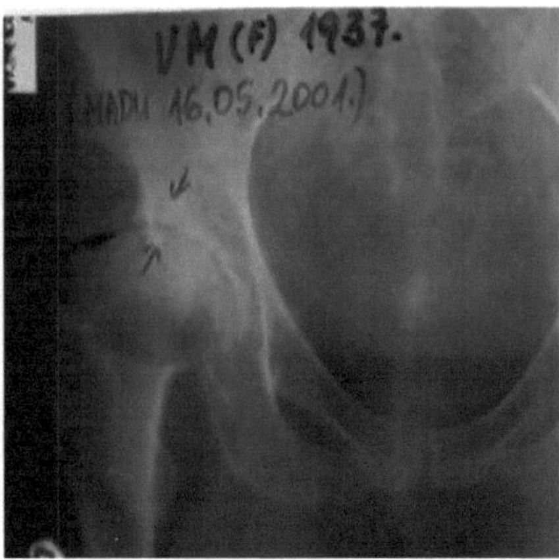


2000/11/23; 2001/05/16 Espaço articular recentemente restaurado após terapia MADU,

**Globalmente, em 69,46% dos doentes com coxartrose (uma doença degenerativa da articulação da anca), o tratamento com MADU resultou na resolução dos sintomas e na melhoria da estrutura da articulação, tal como demonstrado pelas técnicas de raios X e RMN, com sinais de regeneração do osso e da cartilagem e alargamento dos espaços articulares anteriormente estreitos. Em 18,45% dos doentes, a situação manteve-se inalterada, enquanto em 12,09% a doença progrediu apesar do tratamento. No período de controlo de cinco anos, 12,50% dos doentes tratados contra a coxartrose tiveram de ser submetidos a uma substituição total da anca.**

**Foram obtidos resultados positivos (65,70%) em doentes tratados com o método MADU para doenças degenerativas da coluna vertebral e de outras articulações.**

## REGENERAÇÃO DO OSSO E DA CARTILAGEM: A ARTICULAÇÃO DA ANCA

**A doença de Legg-Calvé-Perthes é uma doença da anca da infância iniciada por uma interrupção do fluxo sanguíneo para a cabeça do fémur. Devido à falta de fluxo sanguíneo, o osso morre (osteonecrose ou necrose avascular) e pára de crescer. Ao longo do tempo, a cicatrização ocorre através da infiltração de novos vasos sanguíneos no osso morto e da remoção do osso necrótico, o que leva a uma perda de massa óssea e a um enfraquecimento da cabeça do fémur. A perda óssea leva a um certo grau de colapso e deformidade da cabeça femoral e, por vezes, a alterações secundárias da forma da anca. A doença é mais comum em crianças com idades compreendidas entre os 4 e os 8 anos, mas pode ocorrer em crianças com idades compreendidas entre os 2 e os 15 anos.**

**Ds/Dg: Morbus Perthes coxae l. dex. sanata; Pt. JO (m), 2003**

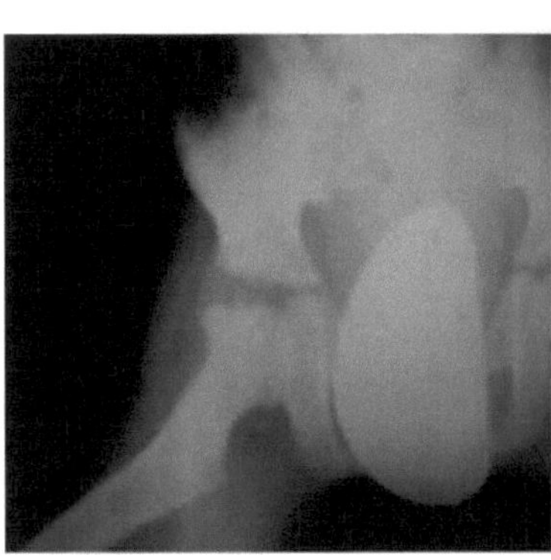

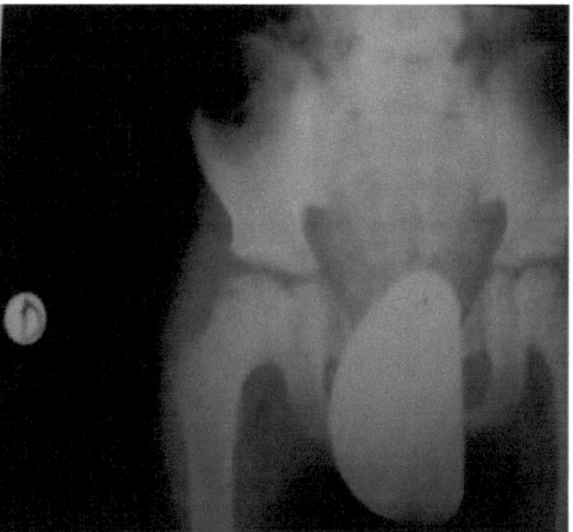

A terapia MADU começou em 2010/01/02; PE 2010/12/02

Este grau de melhoria evita o aparecimento de incapacidades. A terapia MADU promove a neovascularização óssea através da prescrição de suplementos de cálcio e de vitamina alfa D3 combinados com terapia laser de infravermelhos (IV) de baixo nível, gerando efeitos intracelulares. Assim, a promoção da reparação óssea é possível através do aumento da concentração intercelular de cálcio nas células ósseas.

A necrose avascular (também conhecida como enfarte ósseo, necrose asséptica e necrose óssea isquémica) é uma doença que resulta da interrupção do fornecimento de sangue a uma área de tecido ósseo, levando à morte das células ósseas. A necrose óssea isquémica não é uma entidade específica da doença, mas sim a via final comum de várias condições que levam à morte celular (necrose) dos componentes ósseos. O processo de reconstrução óssea ocorre após uma lesão, bem como durante o crescimento normal. No desenvolvimento normal do osso, o osso velho é reabsorvido e substituído por osso novo e o equilíbrio mineral do esqueleto é mantido. É por este motivo que os suplementos minerais são utilizados na prática médica moderna.

DS/Dg: Necrose asséptica das coxas dex. Pt. CE (f), 1983

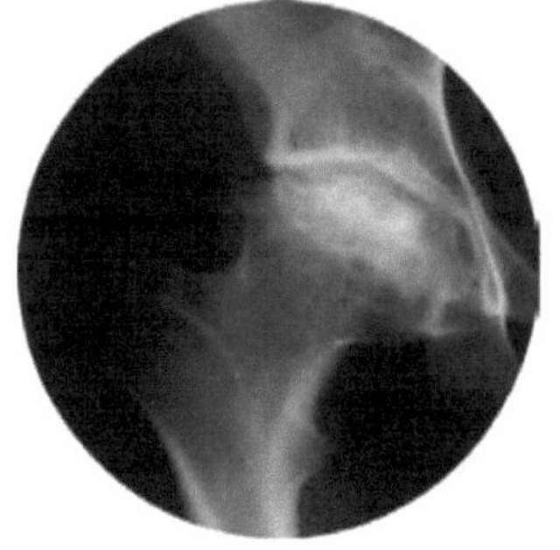

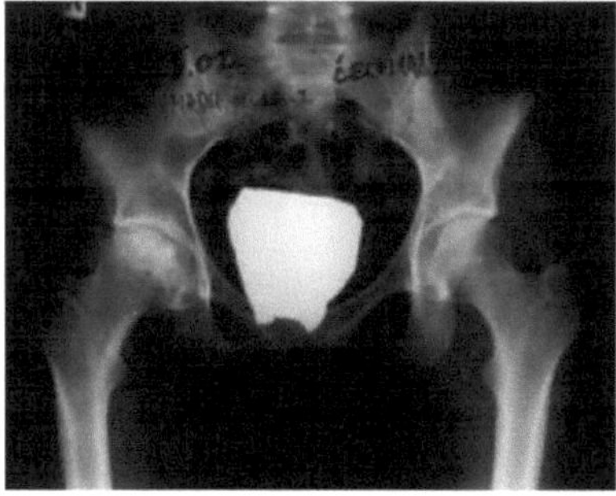

Antes do tratamento MADU

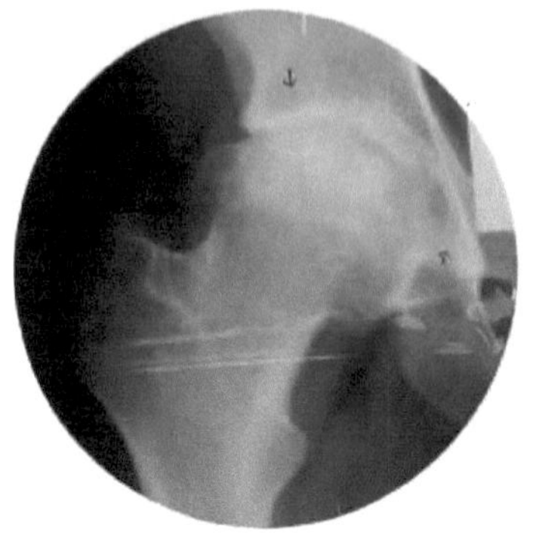

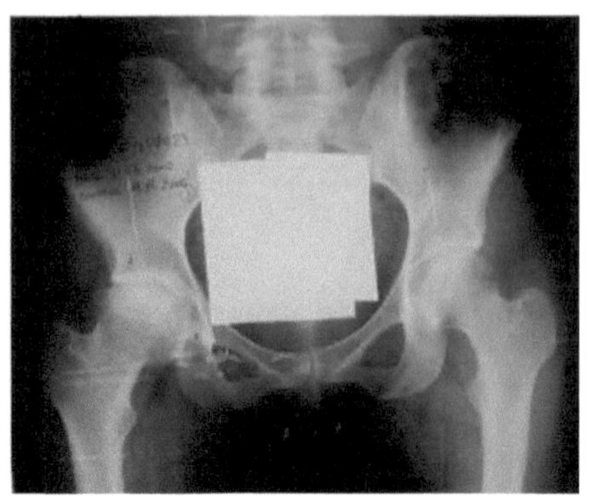

Após o tratamento MADU

Ds/Dg: Coxartrose lat. dex;

Pt. JR (f), 1956

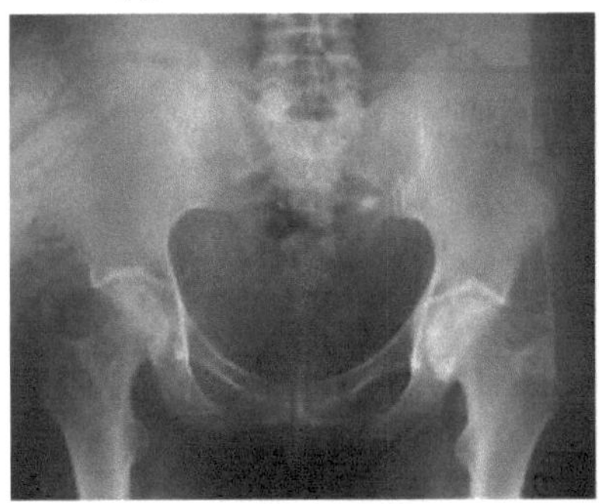

2007/01/17

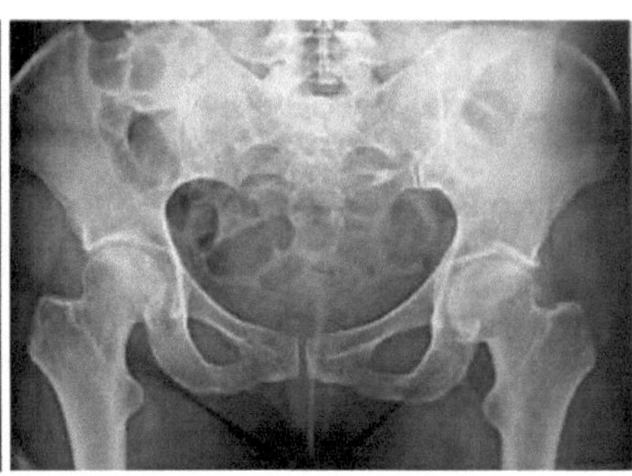

2007/12/14

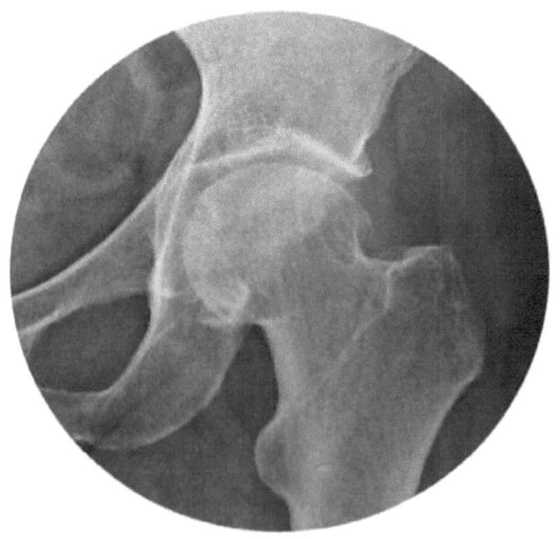

Os sintomas mais comuns da osteoartrite são a dor e a rigidez das articulações. Antes dos 45 anos, é mais comum nos homens, enquanto que depois dos 45 anos é mais comum nas mulheres. Torna-se mais comum com a idade, sendo afectados cerca de 10% dos homens e 18% das mulheres com mais de 60 anos. Trata-se de um grave problema médico, social e económico, uma vez que é uma causa de incapacidade.

# REGENERAÇÃO DO OSSO E DA CARTILAGEM: A ARTICULAÇÃO DA ANCA

Ds/Dg: Hypoplasio coxae cong. bill. Luxatio coxae cong. bico. Neoacetabuli bill. Regeneratio cartillaginis post 1.5 anno;

Pt. VB (f), 1938

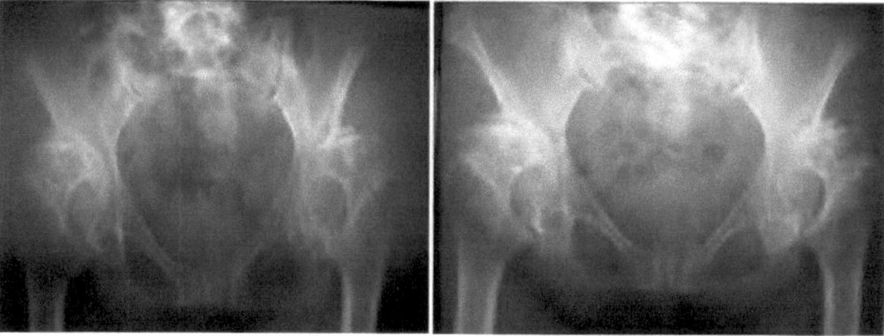

Antes do MADU 2005/10/13; Depois do MADU 2007/04/03

A displasia acetabular é caracterizada por um acetábulo subdesenvolvido ou pouco profundo, inclinado para cima, que pode ocorrer com vários graus de deformidade.

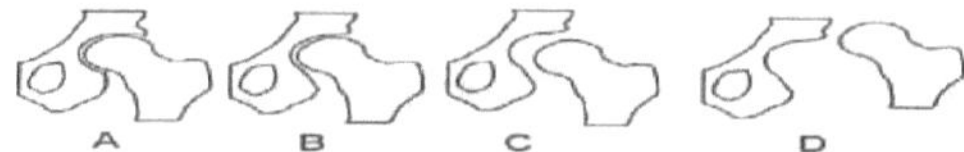


Tipos de desalinhamentos da cabeça do fémur em relação à base na displasia da anca.

A: Normal. B: Displasia. C: Subluxação. D: Luxação.

Ds/Dg: Necrose asséptica iatrogénica fatura. (terapia com corticosteróides);

Pt. GR (m), 1971

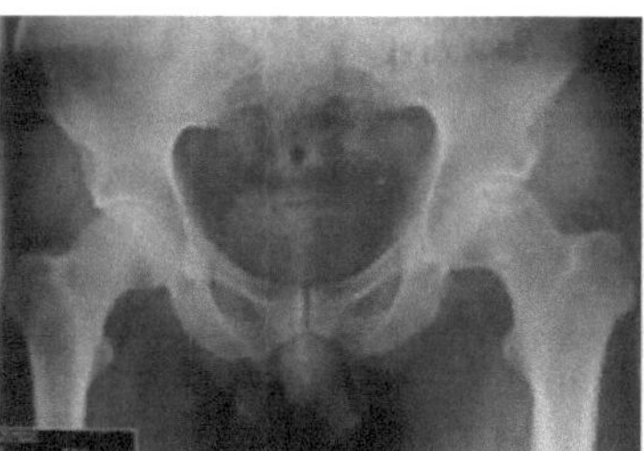
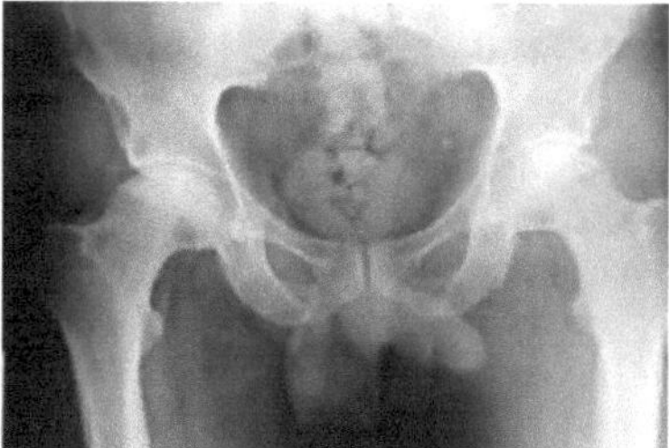

Antes da terapia MADU 2008/03/18; Depois da terapia MADU 2008/09/11

Os factores de risco incluem: quimioterapia, alcoolismo, uso excessivo de esteróides, pós-trauma, doença descompressiva, compressão vascular, hipertensão, vasculite, embolia e trombose arteriais, danos causados por radiação, bifosfonatos, anemia falciforme e doença de Gaucher. Nalguns casos, não é encontrada qualquer causa.

## REGENERAÇÃO DO OSSO E DA CARTILAGEM: A ARTICULAÇÃO DA ANCA

**A coxartrose é uma doença degenerativa não inflamatória da articulação da anca que surge normalmente na idade tardia, média ou avançada. Caracteriza-se por perturbações do crescimento ou da maturação do colo e da cabeça do fémur, bem como por displasia acetabular. Um sintoma dominante é a dor ao carregar o peso ou ao movimentar-se.**

DS/Dg: Necrose asséptica coxae dex.

Conta de coxartrose. pp. l. dex. in regenerationem;

Pt. BD (f), 1953

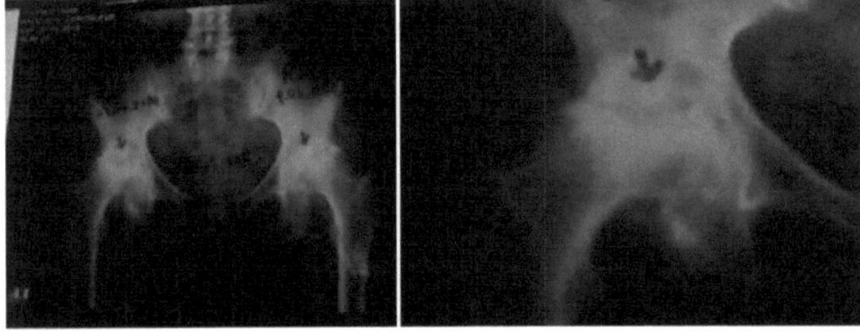

Antes da terapia MADU - 2014/02/07

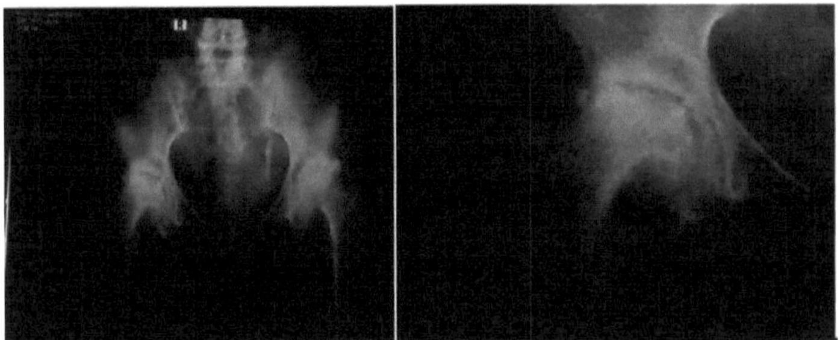

Depois da terapia MADU - 2015/11/12

**As causas incluem lesões articulares anteriores, desenvolvimento anormal das articulações ou dos membros e factores hereditários. O risco é maior nas pessoas com excesso de peso, com uma perna de comprimento diferente e com profissões que resultam em níveis elevados de stress articular sintomas que podem ocorrer apenas após o exercício, mas que com o tempo podem tornar-se constantes. Outros sintomas podem incluir inchaço das articulações, diminuição da amplitude de movimentos, fraqueza muscular e dormência dos braços e das pernas.**

**Ao promover a nutrição dos tecidos, a força muscular é melhorada e o tecido circundante é regenerado. As melhorias induzidas pelo tratamento e pela regeneração dos tecidos são de longo prazo. Para avaliar as melhorias, foram comparadas radiografias de seis em seis meses. No estudo, 67% dos doentes com coxartrose**

registaram uma melhoria. Foi aplicado um questionário para a avaliação dos sintomas em doentes submetidos a terapia da articulação da anca e do joelho (sendo 100 pontos a melhor pontuação).

Resultados

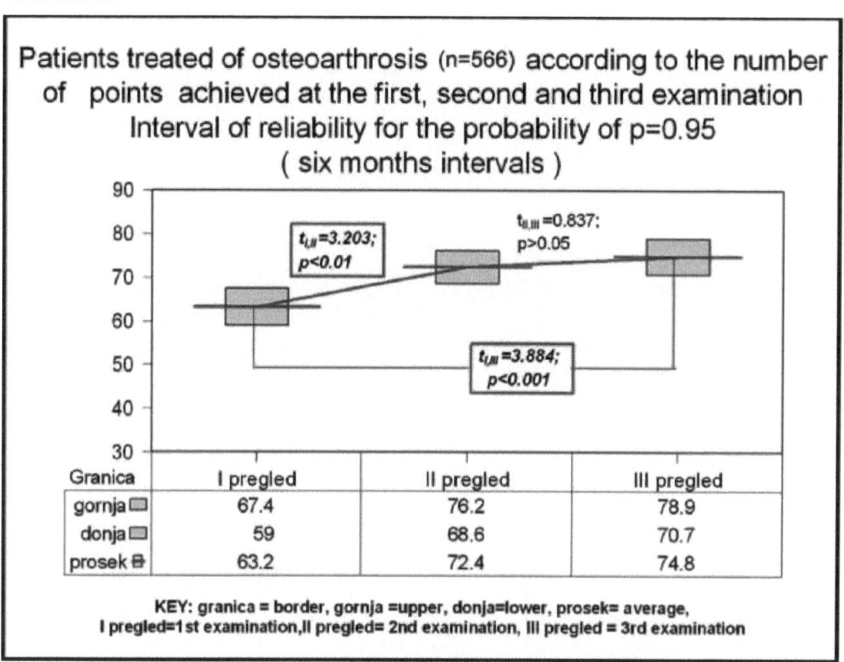


Análise estatística das respostas por doentes com osteoartrite (ICDM16) mais frequentemente tratados

As melhorias mais substanciais ocorreram nos primeiros seis meses de terapia MADU, embora tenha havido uma melhoria contínua nos anos subsequentes.

# RESTITUTION OF BONE AND CARTILAGE TISSUE IN HIP

*Mandić D.[1], Milošević I.[2], Đorđević D.[3], Mitić M.[4]*

**Introduction.**
New health MADU technology is scientifically approved and confirmed in practice, safe, high quality and efficient, registrated and ratified by Ministry of health, Republic Serbia, No: 022-04-19/2006-07,dating 3.12.2007. Medical Device, MADU strip was registrated and put in use by the same Ministry No: 515-04-1636/03 dating 25.07.2003. in Belgrade.
The patent is internationally protected by the PCT No. 00018/98YU WIPO UN.

The **aim** of this work was to present results of treated patients by influenced by field MADU.

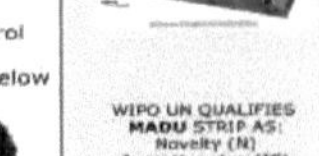

WIPO UN QUALIFIES
**MADU** STRIP AS:
Novelty (N)
Inventive step (IS)
Industrial applicability (IA)

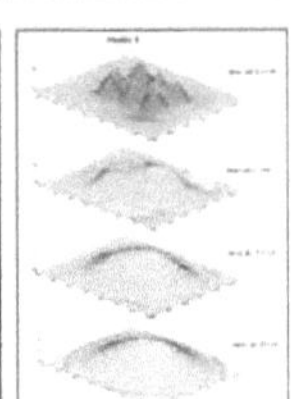

**Method.**
MADU strips were used for the surface skin application in order to achieve deep effects with bone and cartilage damages in human body. In this way the depth of effect achieved was up to 55 cm influencing.The damages were recognized by the specialists, orthopedists, with X-Ray, NMR or CT techniques as well.
Strips were placed and worn for the period of six month until 4 years and control exams were made six monthly.
The strenght of magnets utilized for MADU strip is about 80 mT, which is far below the permitted magnet strenght (2T) for use in humans (WHO UN).
**The magnetic field oriented in this way, as energy aspect similar to biophysical mechanisms of living beings, allows principle changes in organism, being the base for the methodology principles and therapeutic effects**

**Results.**
Most frequently treated patients with coxarthrosis (ICD M16), statistically examined.

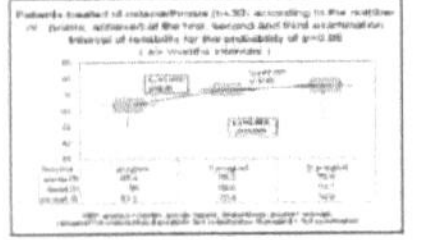

**MADU principles and mechanism**

**BIOPHYSICAL EFFECTS at the cellular level**
the impact on water and its cluster structure,
ferro and paramagnetics;
opens ions channels

**BIOCHEMICAL EFFECTS**
membrane potentials change;
improves modulation of the potential of the K/Na (potassium/natrium) pump;
synchronization of endogen oscillations of Ca ions;
enzymes activation, especially of metalloenzymes,
ATP production improvement

**BIOELECTRICAL EFFECTS**
bio - conductivity increase;
the cell's membrane is equivalent to electrical battery due to diffusible and other ions concentration

**THERAPEUTIC EFFECTS**

**REDUCES PAIN**
analgesic, hypoesthesic, morphinemimetic effects

**REDUCES INFLAMMATION**
anti - inflammation and ACTH - like effects

**REDUCES SWELLING**
anti-oedematous effect,dipoles settlement

**TISSUES OXYGENATION AND NOURISHMENT**
vasodilatation, spasmolytic effect, microcirculation, metabolism activation and acidity reduced

**VARIOUS TISSUES REGENERATION**
alkaline reaction improves,
regeneration and angioneogenesis,
Ca++ ions built in and favours the ripe cells,
opens gap junction channels

Painful syndrome was successfully solved with $p<0.0009$. Bones repair was extraordinarily successful and bones restitution and cartilage surface was much improved in 67.3%, with the phenomenon of newly created joint space.

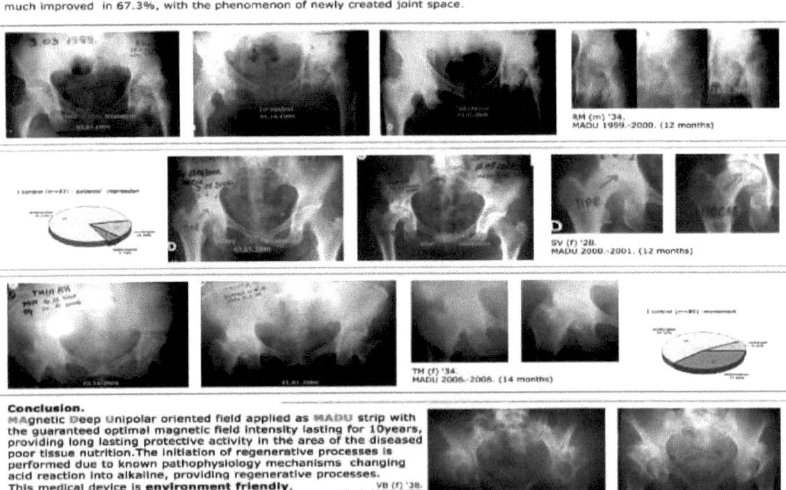

**Conclusion.**
MAgnetic Deep Unipolar oriented field applied as MADU strip with the guaranteed optimal magnetic field intensity lasting for 10years, providing long lasting protective activity in the area of the diseased poor tissue nutrition.The initiation of regenerative processes is performed due to known pathophysiology mechanisms changing acid reaction into alkaline, providing regenerative processes.
This medical device is **environment friendly**, the method is non-invasive complement to modern medical procedures.
No side effects are noticed.

**MADU** new **noninvasive method** is recommended as supplementary, with full respect of all the modern and scientific therapeutical methods.

VB (f) '38.
MADU 2005.-2007.
(1year and 6months)

MM (f) '41.
MADU 2002.-2006.
(4years and 9months)

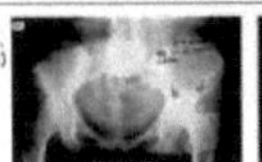

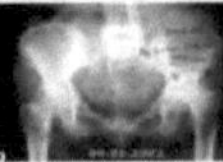

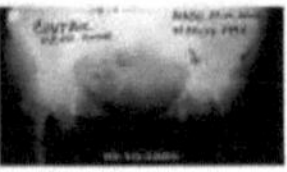

1- Specialized practise MADU, Belgrade
2- Instute for Ortopedic Surgery, UCS, Belgrade
3- Institue of Pathological Physiology, Medical faculty, Belgrade
4- Faculty for Applied Ecology Futura, Belgrade

address: Mandić dr sc med. Dušanka, Visokog Stevana 2, 11000 Belgrade, Serbia; tel./fax.:+381-11-29-20-195, +381-11-39-777-00; mobile: +381-63-8237-829, +381-63-709-8288; e-mail: mandicd@eunet.yu, dus.mandic@sbb.co.yu; www.madumagnet.com

**A ARTRITE RHEUMATOIDE é uma doença autoimune de longa duração que afecta principalmente as articulações, que normalmente estão quentes, inchadas e dolorosas.**

O diagnóstico é feito principalmente com base nos sinais e sintomas de uma pessoa, que são depois confirmados por radiografias e análises laboratoriais.

Ds/Dg: Artrite reumatoide;

Pt. OMB (f), 1956

A terapia MADU começou em 1999/11/02

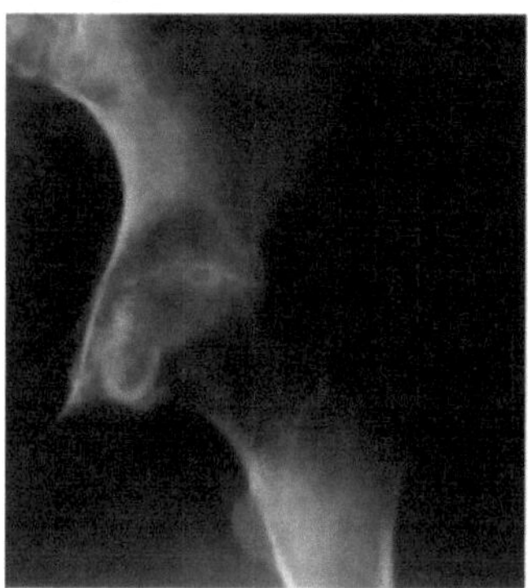

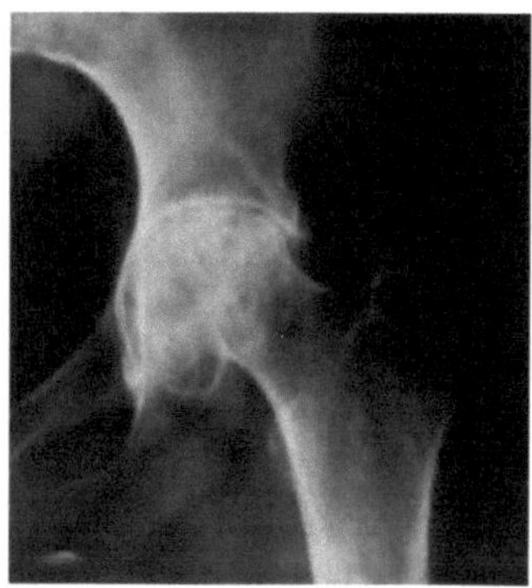

Antes da terapia com MADU 1999/10/05; dois anos após a terapia com MADU 2001/11/15

Não só é restaurado o espaço articular, como também é regenerado osso na cabeça do fémur, com um volume ósseo novo significativamente elevado.

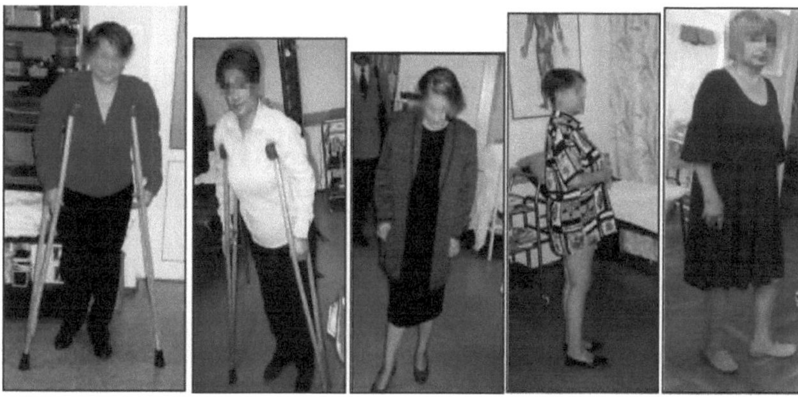

1999/11/02; 2000/03/03; 2002/10/25; 2003/08/04; 2009/07/04

Na gonartrose, a cartilagem deteriora-se e os ossos começam a sofrer erosão. Isto resulta em dores nas articulações, que podem levar a deformações graves e à limitação dos movimentos. Se não for tratada, a lesão aumenta diariamente.

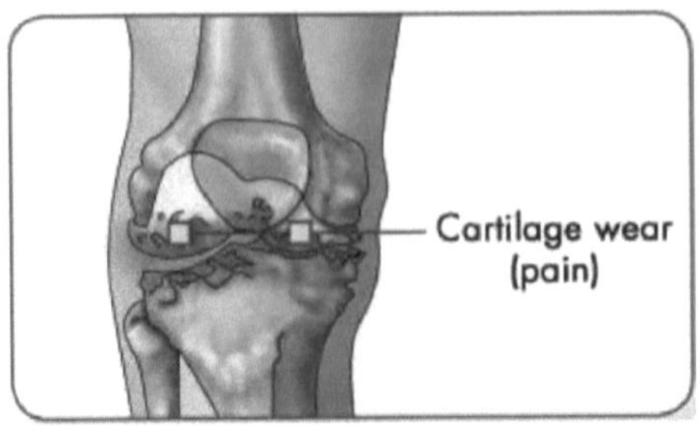


Ds/Dg: Conta de gonartrose.

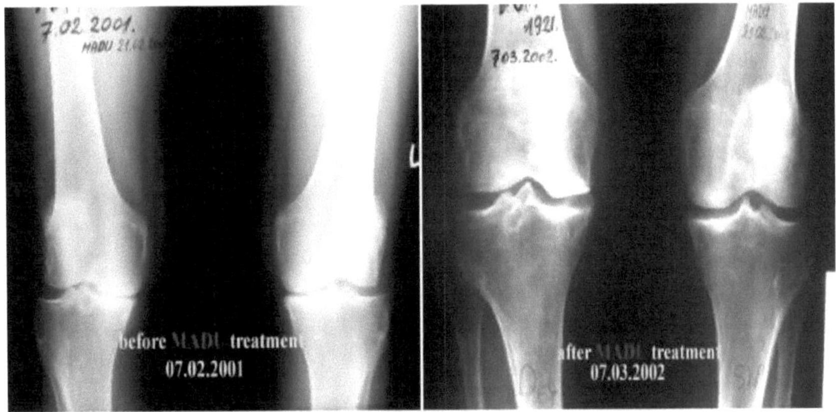


Pt. FO (f), 1921

Apesar da idade avançada dos doentes, é possível obter uma melhoria notável em termos de alívio duradouro da dor e de qualidade de vida.

## REGENERAÇÃO DO OSSO E DA CARTILAGEM: A ARTICULAÇÃO DO JOELHO

Ds/Dg: Conta de gonartrose.

Pt. CN (f), 1931

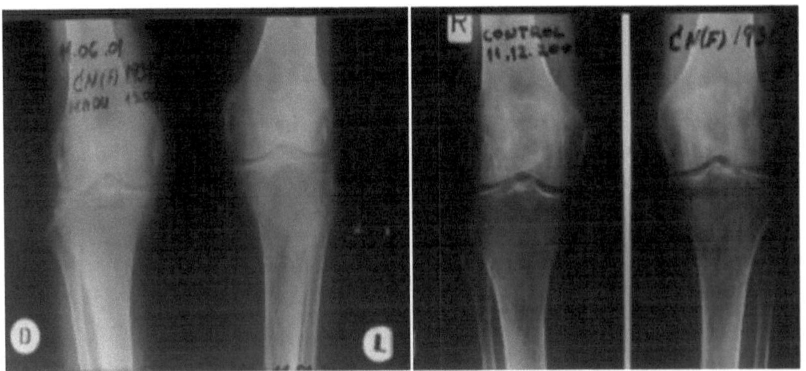

Antes da terapia MADU 2001/06/11; Depois da terapia MADU 2002/12/11

Ds/Dg: Conta de gonartrose.

Pt. BM (f), 1937

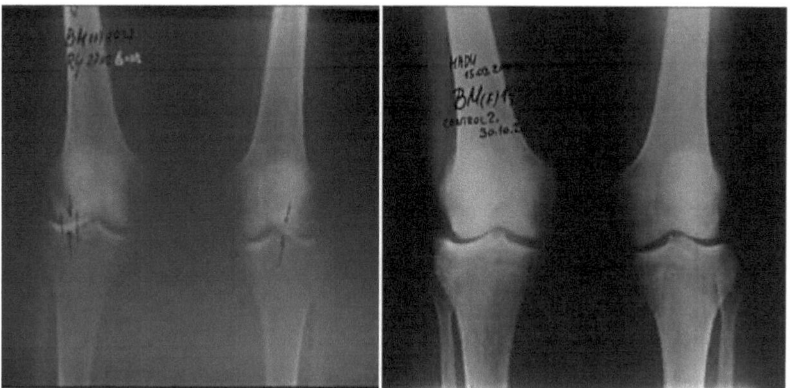

Antes da terapia MADU 2002/02/27; Depois da terapia MADU 2002/10/30

**A regeneração da cartilagem conduz ao alívio da dor, a uma melhor mobilidade e mesmo a uma melhoria do alinhamento das articulações das extremidades inferiores.**

# OSSO, CARTILAGEM, ESPAÇO ARTICULAR: A ARTICULAÇÃO DO TORNOZELO

**Para além do tratamento bem sucedido da artrite nas articulações da anca e do joelho, foram obtidos resultados satisfatórios no tratamento de outras articulações.**

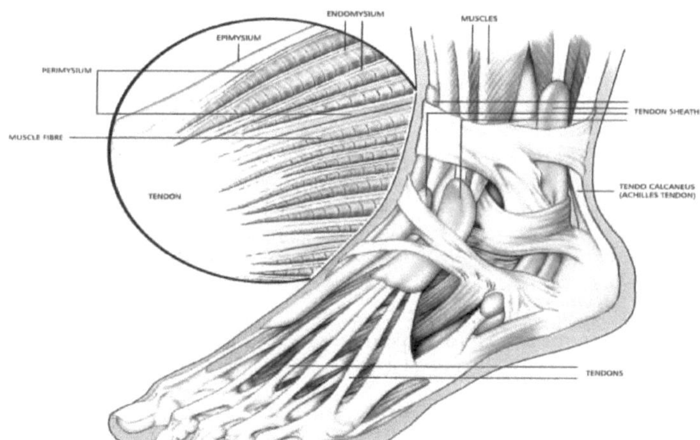


Ds/Dg: Artrose art. talocruralis sin.

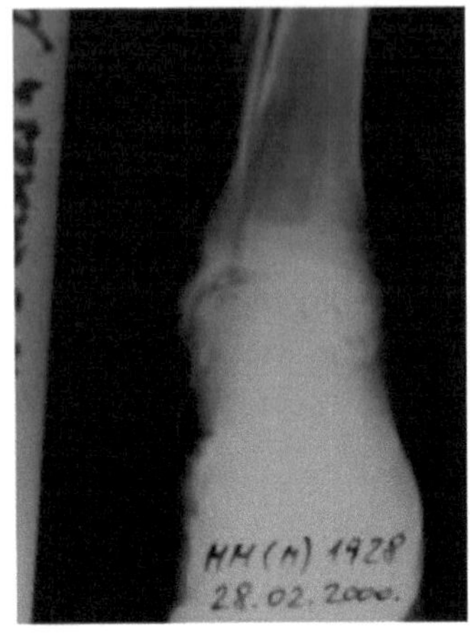



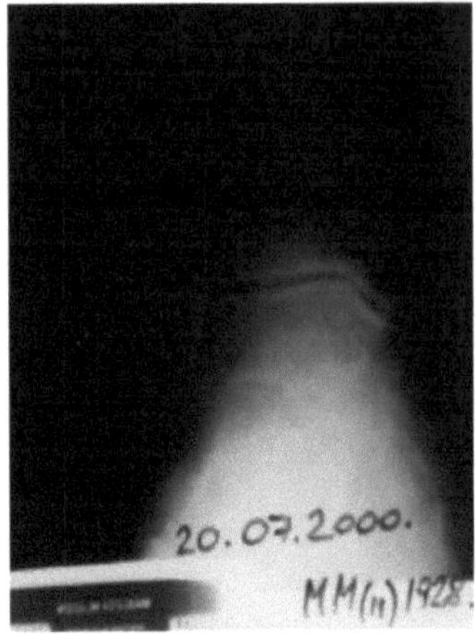



**2000/02/28; After five months of MADU therapy 2000/07/20**
**Pt. MM (m), 1928**

**Através do alinhamento correto dos ossos do tornozelo como resultado da regeneração da cartilagem, foi alcançada uma mobilidade óptima da articulação do tornozelo.**

## REGENERAÇÃO EM MEDICINA ORAL: PERIODONTITE / PARADONTOPATIA

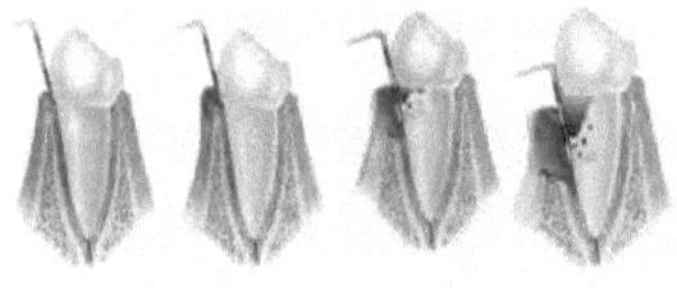

**A paradontopatia, também conhecida como doença da gengiva, é uma doença progressiva e degenerativa que afecta o tecido gengival e que pode levar ao afrouxamento e subsequente perda de dentes.**

**A paciente abaixo sofria de hemorragias nas gengivas e dentes soltos após o nascimento do seu terceiro filho (após a sua terceira gravidez consecutiva). A terapia MADU em conjunto com a terapia laser IV de baixo nível resultou na cessação da hemorragia. Dois meses depois, o periodonto da paciente foi fortalecido e a terapia MADU foi continuada no período subsequente com suplementos de cálcio e vitamina alfa D3.**

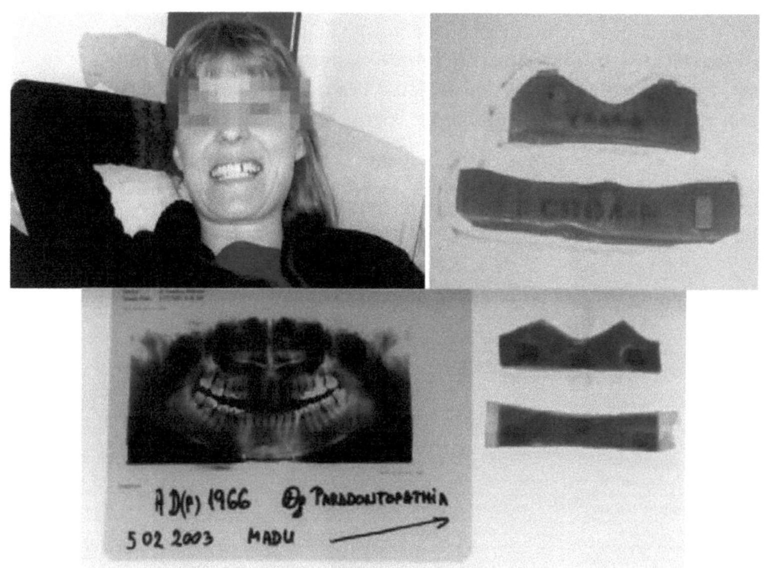


**Pt. AD (f), 1966; banda MADU com ímanes de lantanídeos banhados a ouro**

QUISTO ÓSSEO DO MAXILAR

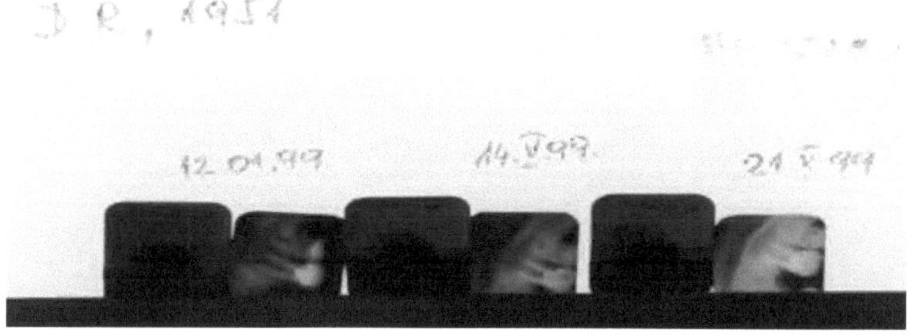

**DS/Dg: Cystae maxillae sanata; Pt. RD (m), 1951**

# REGENERAÇÃO DO OSSO, DA CARTILAGEM E DO ESPAÇO ARTICULAR: A COLUNA VERTEBRAL

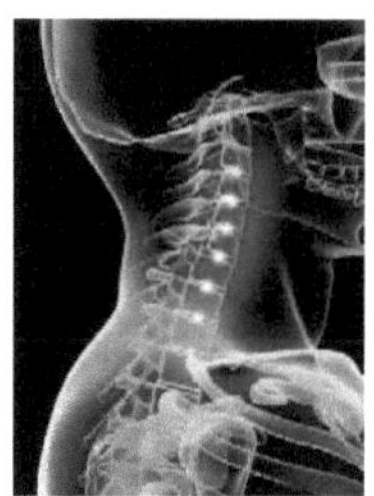

**As vértebras cervicais (coluna vertebral) sofrem mais frequentemente de alterações**

degenerativas que ocorrem nos discos intervertebrais, fazendo com que estes percam a sua flexibilidade e capacidade de amortecer a coluna vertebral. Grande parte da tensão mecânica dos movimentos quotidianos, incluindo a postura da cabeça para a frente (fadiga estática), é transferida para os discos. Uma vez que o sistema nervoso se estende desde o cérebro até ao interior da coluna vertebral e se liga aos nervos periféricos, requer uma atenção especial.

**DS/Dg: Espondiloartrose das vértebras cervicais; Polidiscopatia cervical Pt. VM (f), 1937**

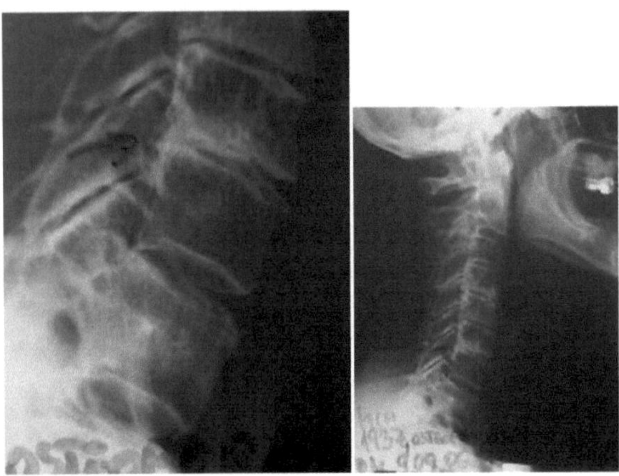

**1º PE, tiras MADU aplicadas em 2005/06/18; 2º PE 2006/09/09**

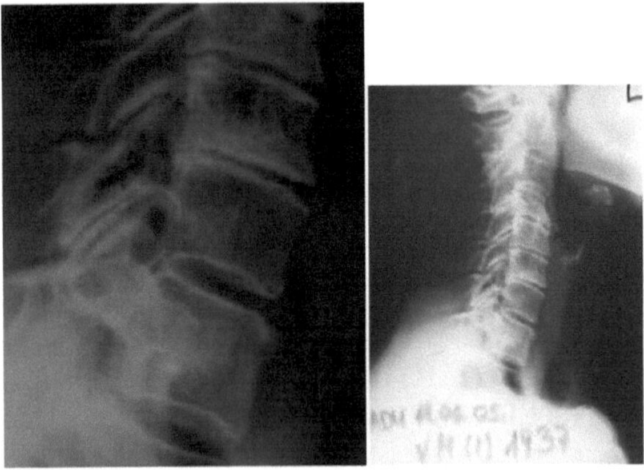

**3ª PE 2007/03/24 - Redução substancial da dor e melhoria da mobilidade**

## REGENERAÇÃO DOS OSSOS E DAS CARTILAGENS: A COLUNA VERTEBRAL

**DS/Dg: Espondiloartrose vert. em sanationem 2001-2004**

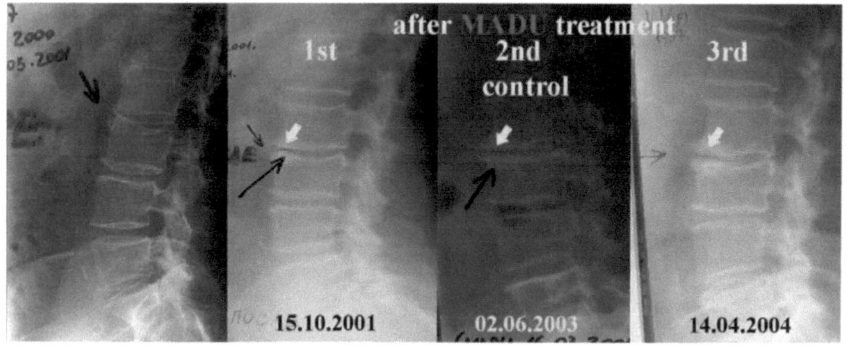


**Pt. VM (f), 1937**

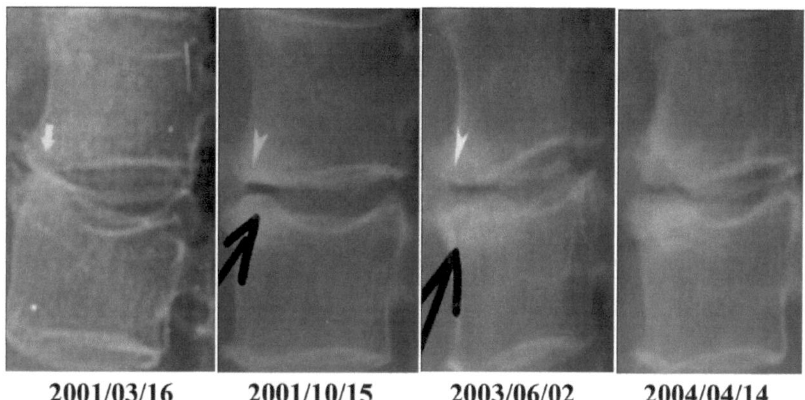

**2001/03/16 2001/10/15 2003/06/02 2004/04/14**

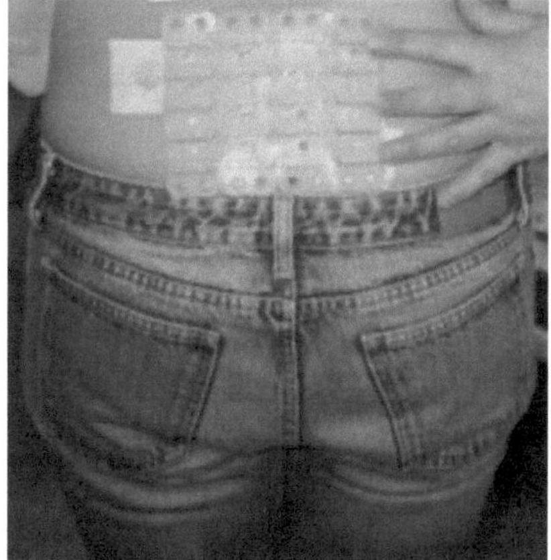

**A tira MADU foi colocada na região lombar das costas. Permaneceu no local durante vários anos. A regeneração do espaço intervertebral foi bem sucedida. Nestes casos, apenas é necessário um exame de raios X por ano.**

# OSTEOPOROSE

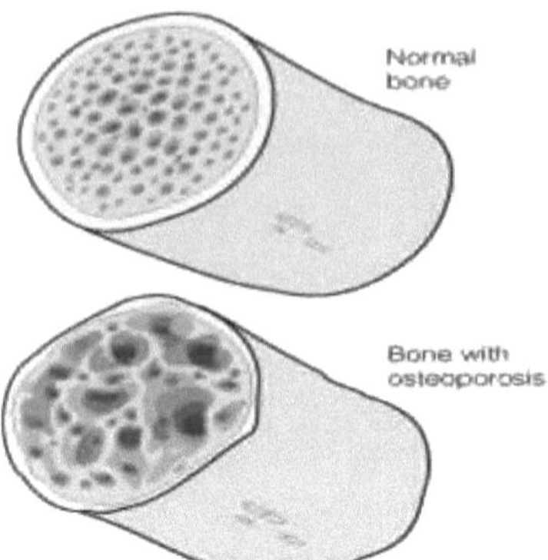


A osteoporose é uma doença em que a massa óssea diminui devido a uma deficiência de cálcio e a uma diminuição das proteínas ósseas. É mais comum em pessoas idosas, particularmente em mulheres na pós-menopausa, e em doentes que tomam esteróides ou medicamentos esteróides. Pode ser causada por imobilização prolongada, pelo que as pessoas com deficiência têm um risco elevado de a desenvolver.

A osteoporose afecta a estrutura do esqueleto e a estatura corporal, causando uma perda significativa de altura. As fracturas são o aspeto mais perigoso da "doença dos ossos frágeis" e curam lentamente.

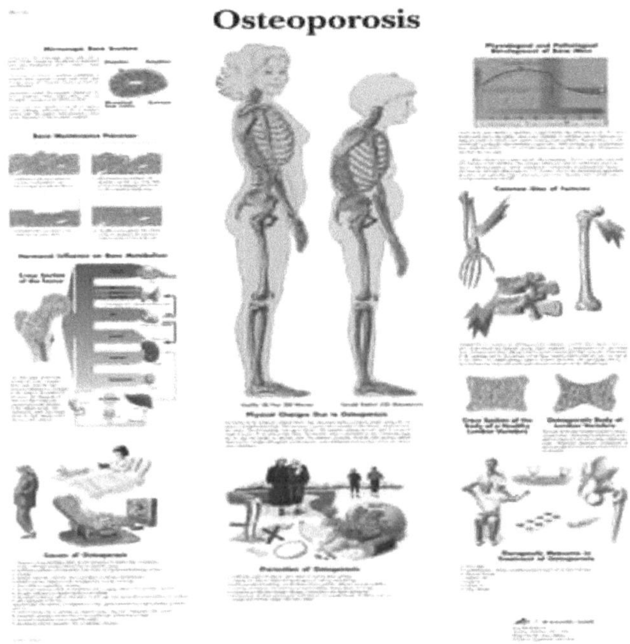


A osteoporose predispõe a pessoa a fracturas, que, se não forem controladas, podem levar a uma postura curvada ou encurvada e prejudicar ainda mais a mobilidade.

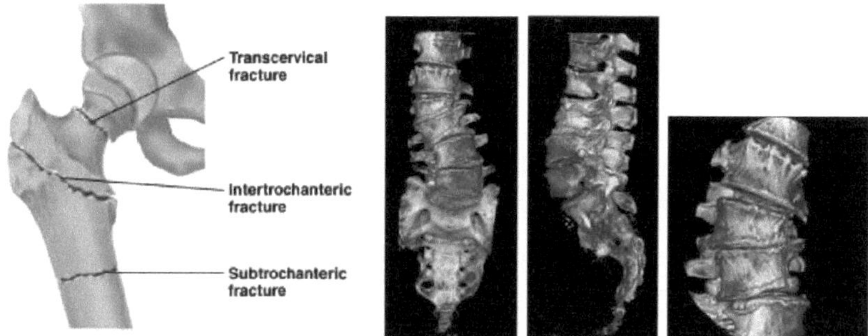


**O tratamento MADU aumenta a densidade óssea ao melhorar a vascularização óssea e a absorção do ião Ca++. A combinação do tratamento MADU com a terapia padrão produz resultados óptimos.**

**Ds/Dg: Osteoporose vértebras cervicais**

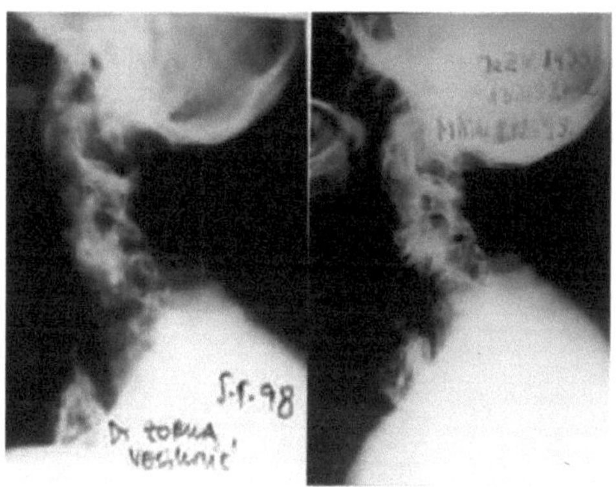

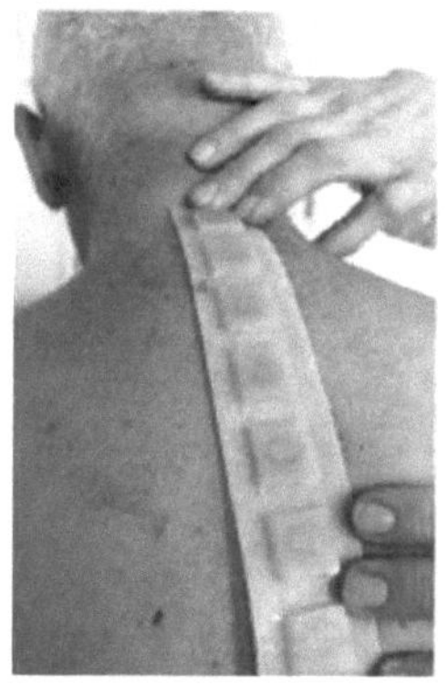

**1st PE 1999/12/08; 2nd PE 2002/03/13**

**Pt. MR (m), 1944**

**Pt. ZV (f), 1933**

**São necessários, em média, 12 a 30 meses para que a densidade óssea melhore. A tira MADU permanece no local durante esse período.**

# OSTEOPOROSE: RESULTADOS DA TERAPIA

**L2-L4 T-score = -3.59; 2004/12/18;**

**Controlo L2-L4 T-score = -2,6; 2006/03/20; Melhoria de 27%**

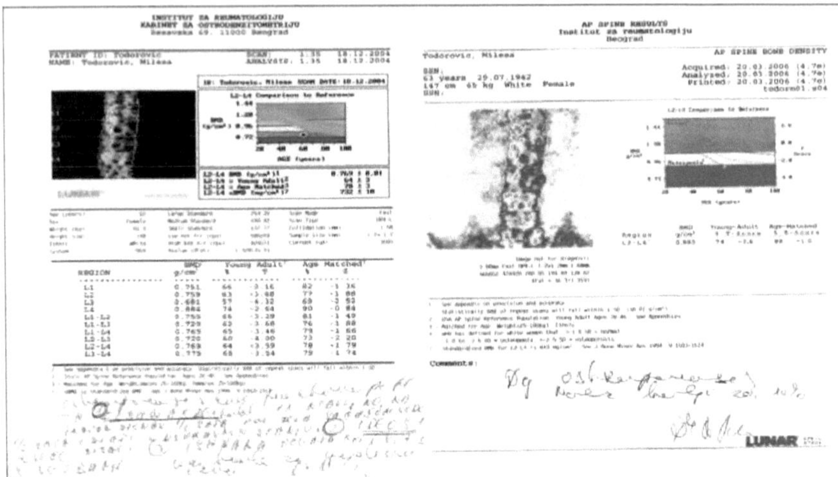

**Pt. TM (f), 1942**

**Pontuação T = -26 2006/04/25**

**Controlo T-score = -1,3 2007/05/10; Melhoria de 50%**

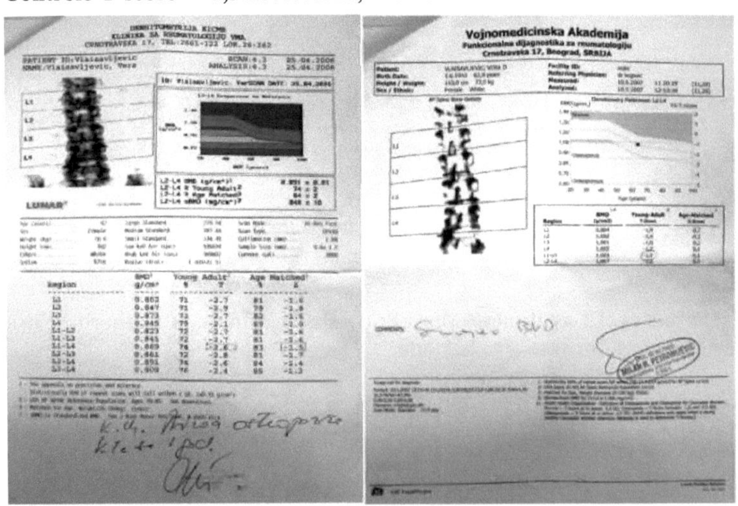

**Pt. VV (f), 1943**

# OSTEOPOROSE: RESULTADOS DA TERAPIA

**DXA/DEXA 2007/03/07; Pontuação T = - 1,8**

Controlo DXA/DEXA 2008/04/08; T-score = - 1,1; Melhoria de 38%

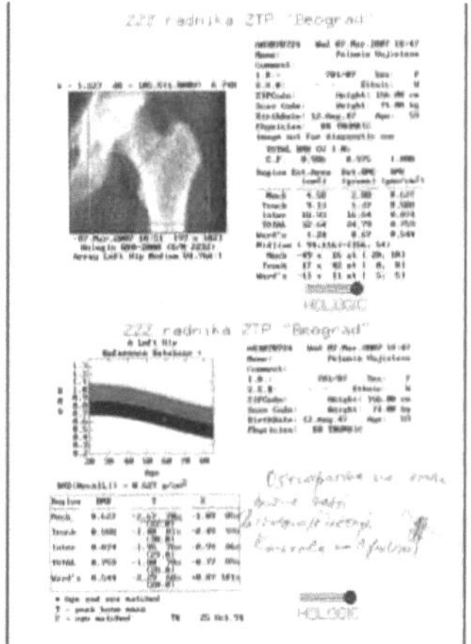


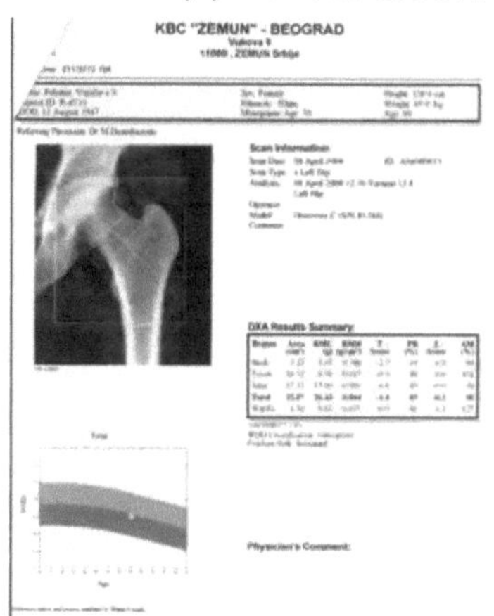


Pt. PV (f), 1947

DXA/DEXA 2007/03/07; Pontuação T = - 2,2

Controlo DXA/DEXA 2008/04/08; T-score = - 1,8; Melhoria de 18%

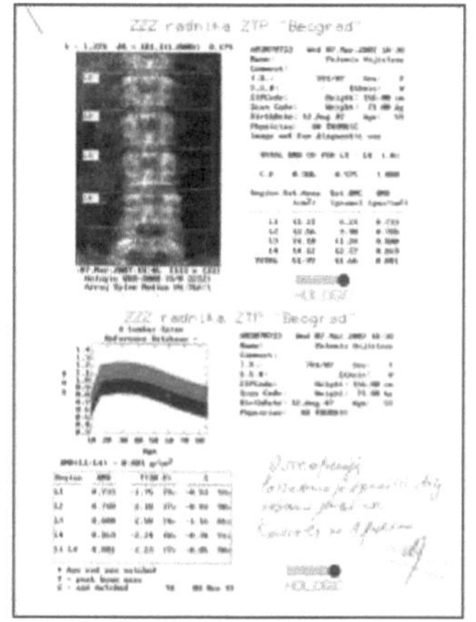

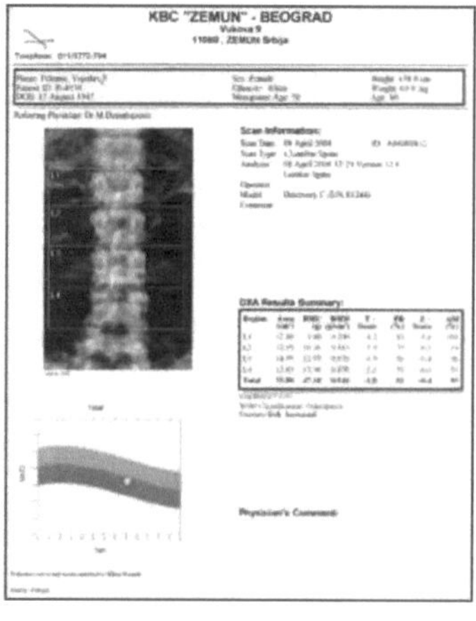


Pt. PV (f), 1947

## FRACTURAS DE CICATRIZAÇÃO LENTA

**A cura produzida pelo método MADU**

**Uma fratura é uma rutura do osso ou da cartilagem. Embora normalmente resulte de um traumatismo, uma fratura pode ser o resultado de uma doença adquirida do osso, como a osteoporose. Os ossos regeneram-se após uma fratura através da proliferação de células estaminais que se diferenciam em osteoblastos e formam osso novo. A medula óssea, o tecido mole que preenche as cavidades do osso, é formada por células estromais e pela matriz que estas segregam. Pensa-se que esta matriz é um reservatório de células reparadoras e regenerativas. Desta forma, é possível reparar uma série de tecidos**

danificados.

Ds/Dg: Fratura femoris dex. multifragment. malesanata (Ferimento de viação 2007/06/26)

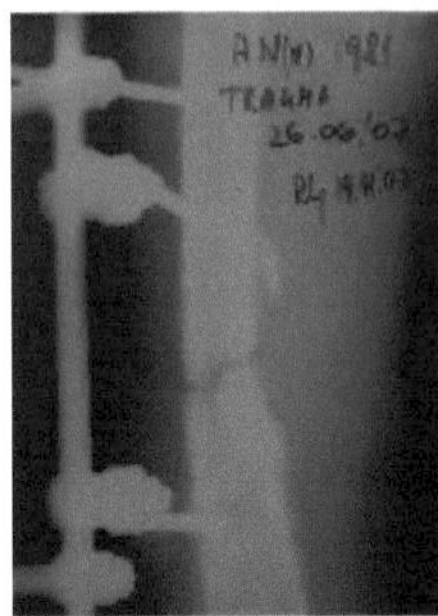
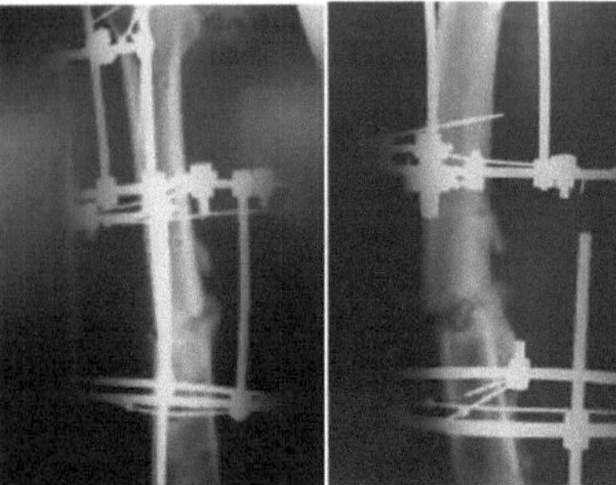
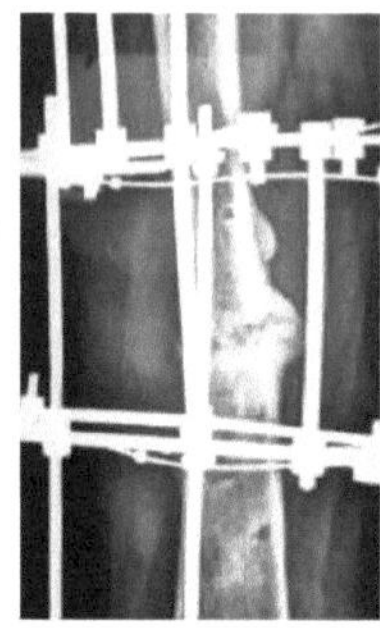

X-ray 2007/11/19; 2nd PE 2008/03/25 3rd PE 2008/04/18 4th 2008/07/22

Faixa MADU aplicada

Pt. AN (m), 1981

Em fracturas complicadas que demoram a sarar, o método MADU pode melhorar os processos de reparação. O campo MADU promove eficazmente a libertação celular de iões de cálcio e estimula a deposição de cálcio no metabolismo ósseo. Por este motivo, é necessário adicionar cálcio e vitamina alfa D3 como suplementos. O tecido ósseo é altamente vascularizado. As células musculares lisas vasculares nos vasos sanguíneos estão ligadas por canais GJ, sistema de informação, a ligação intercelular especializada nos tecidos que também liga os osteócitos, o tipo de célula mais abundante encontrado no osso. O método MADU estimula a cura a nível celular.

As alterações do metabolismo são exemplos de respostas celulares à atividade extracelular que requerem transdução de sinal: a transmissão de sinais moleculares do exterior para o interior de uma célula que desencadeia uma cadeia bioquímica de eventos, criando uma resposta. Através dos mecanismos moleculares dos campos electromagnéticos e magnéticos, o método MADU afecta os processos de transdução de sinal nas células ósseas.

A maturação acelerada do tecido conjuntivo é conseguida pelo campo MADU, de modo a que o aumento da atividade osteoblástica e do metabolismo do Ca++ resulte num aumento da deposição de minerais na matriz óssea, não só à superfície, mas também no interior do osso. No caso do doente com uma fratura do úmero, foi indicada uma intervenção cirúrgica. Como a doente era cabeleireira profissional, optou pela terapia MADU, na esperança de evitar a cirurgia. Dois meses mais tarde, a fratura foi unida e a reabilitação foi simples e rápida.

Ds/Dg: Fratura humeri sin.

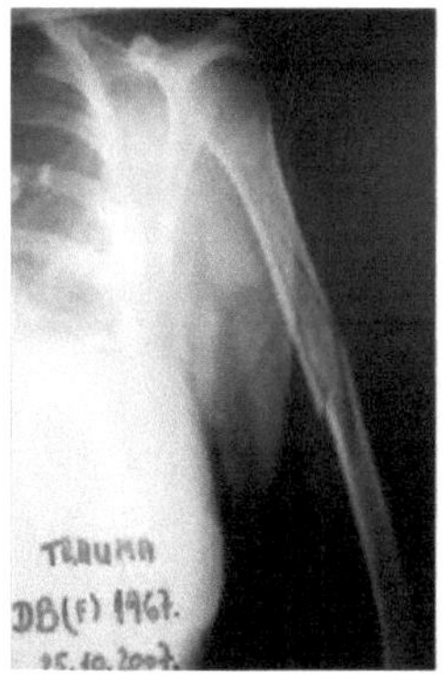

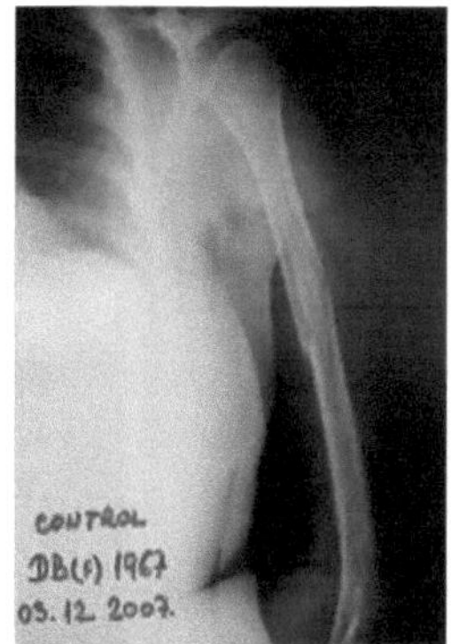

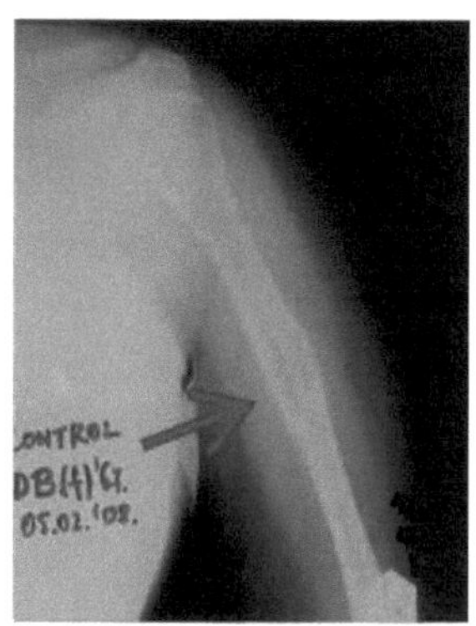


**Dois meses após a terapia MADU ; Quatro meses após a terapia MADU**
**Pt. DB (f), 1967**

**Vários factores podem ajudar ou dificultar o processo de consolidação óssea. Por exemplo, qualquer forma de nicotina prejudica o processo de cicatrização óssea e uma alimentação adequada, incluindo a ingestão de cálcio, ajuda o processo de cicatrização óssea. O stress do peso sobre o osso, depois de o osso ter sarado o suficiente para suportar o peso, também aumenta a resistência óssea. Os fumadores têm geralmente uma densidade óssea mais baixa do que os não fumadores, pelo que correm um risco muito maior de sofrer fracturas. Há também provas de que fumar atrasa a consolidação óssea.**

## FRACTURAS DE CICATRIZAÇÃO LENTA

**Ds/Dg: St. post traumae radii et ulnae dex. ante annos XI**

**St. post operationem propter Osteosinthesis Ilizarov et Mitkovic ante annos XI-IV**

**St. post osteomyelitidem (staphylococcus)**

**Fratura malesanata radii dex. refractura spontanea (Ilisarov ex 07/2008)**

**Início da terapia MADU em 2008/08/01 (ímanes de lantanídeos aplicados sobre o gesso)**

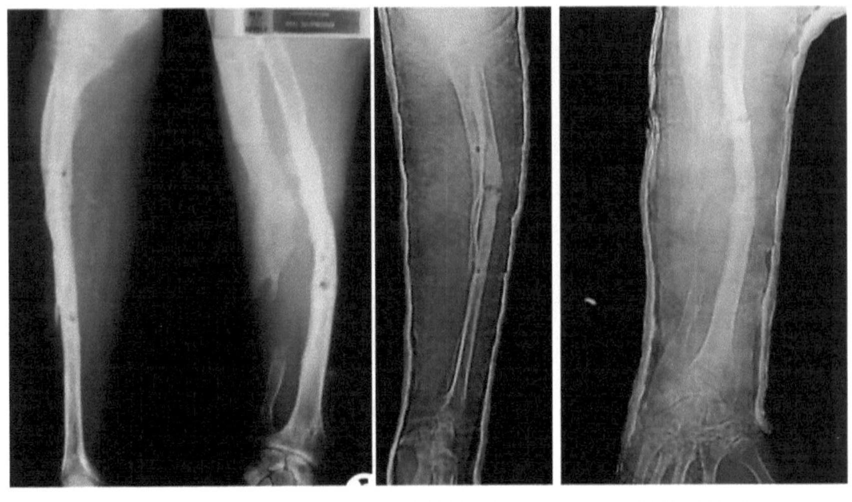

2008/06/27 2008/07/16 2008/11/26

Pt. AI (m), 1973

**Antes da terapia MADU, as intervenções cirúrgicas tinham sido efectuadas nove vezes. Após a terapia MADU, estas deixaram de ser indicadas devido aos efeitos anti-inflamatórios e ao sucesso da cicatrização óssea. O gesso foi retirado.**

## FRACTURAS DE CICATRIZAÇÃO LENTA

**Ds/Dg: Osteosintese facta est**

**Osteoporose radii osea carpalis et defectus ulnae pars medialis, Estomatologista, DMD.**

**A partir de 2008/06/27, a tira MADU foi usada continuamente. Processo regenerativo em curso identificado ao longo da membrana interóssea do antebraço.**

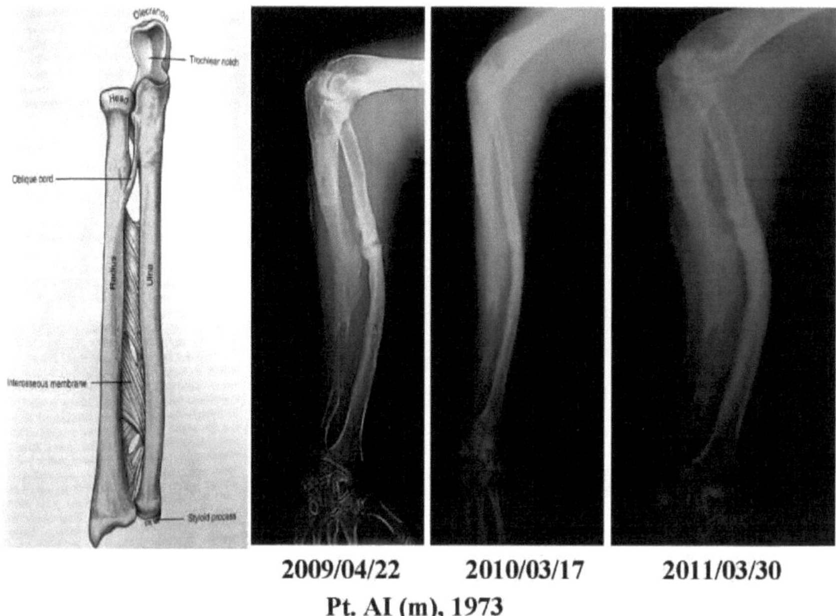

2009/04/22 2010/03/17 2011/03/30

Pt. AI (m), 1973

**A terapia MADU teve início em 2008/08/01 e apenas nove meses depois foi registada uma melhoria significativa.**

**A mobilidade do braço foi totalmente restabelecida; o doente desempenhou tarefas profissionais sem dificuldade, continuando a usar a faixa MADU.**

**Espera-se uma restauração óssea adicional neste doente.**

## FRACTURAS ÓSSEAS

**Ds/Dg: Refractura humeri sin.**

**Uma criança de sete anos sofreu uma fratura do úmero e foi tratada convencionalmente. Seis semanas após a lesão, ocorreu uma refractura no mesmo local da primeira fratura. O paciente iniciou então a terapia MADU.**

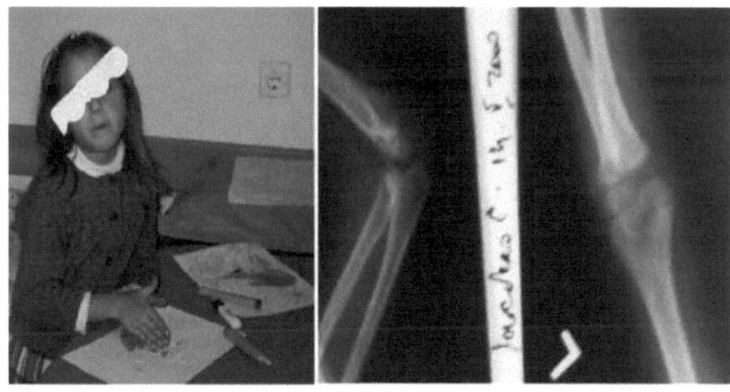

Pt. SL (f), 1994 2000/05/14

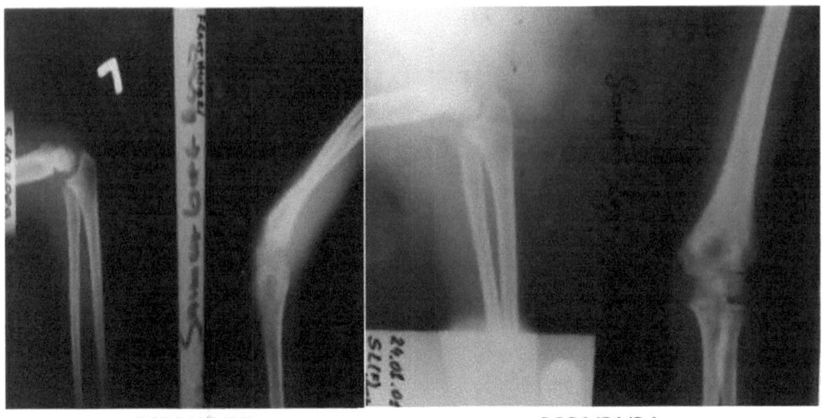

2000/10/05 2001/01/24

Após a conclusão da terapia MADU e da reabilitação, a mobilidade do braço foi totalmente restaurada.

## FRACTURAS ÓSSEAS

O doente sofreu uma lesão durante a prática de esqui recreativo em 2011/03/06 na famosa estância de esqui de Tignes, em França. Embora tenha sido prestada assistência médica imediata, o reposicionamento ósseo foi inadequado.

Ds/Dg: Fratura radii. sin. cum dislocationem malesanata Malerepositio radii sin. (França); Pt. PS (m), 1950

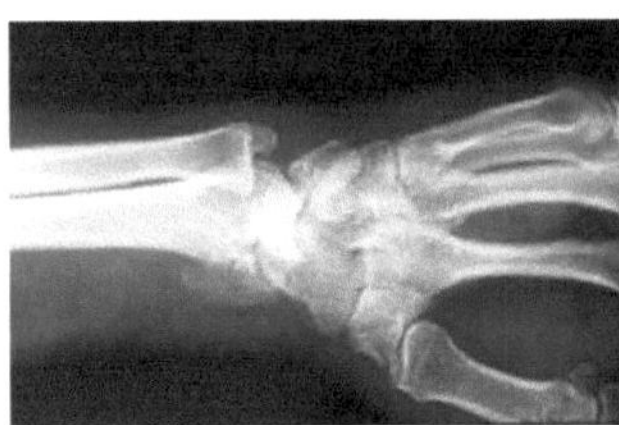

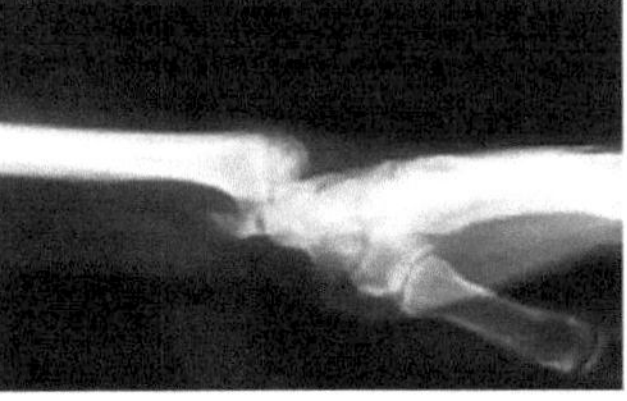

No regresso do doente a Belgrado, oito dias mais tarde (2011/03/14), foi detectado um reposicionamento inadequado dos fragmentos ósseos deslocados, que foi posteriormente corrigido.

Ds/Dg: Repositio fracturae radii sin. facta est ante dies VIII (Instituto de Cirurgia Ortopédica Banjica, Belgrado, Sérvia)

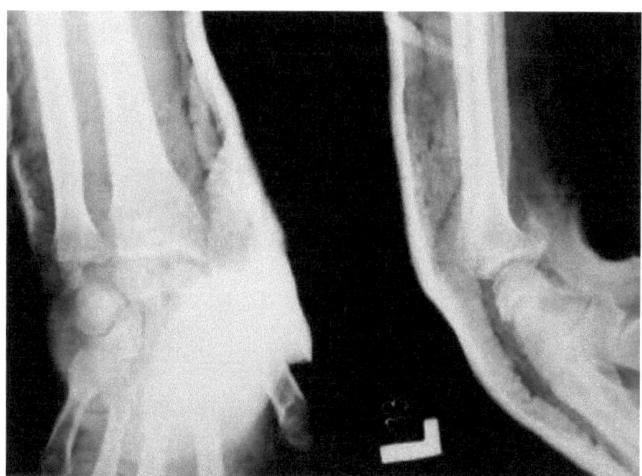

Terapia MADU (ímanes de lantanídeos aplicados em cima de gesso, 2011/03/14)

Fração totalmente remodelada.

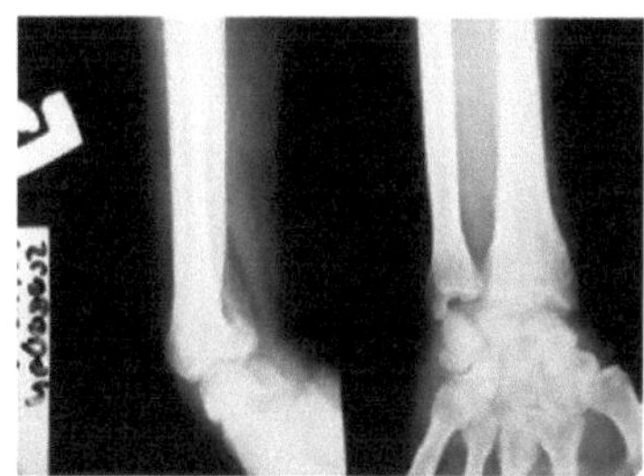

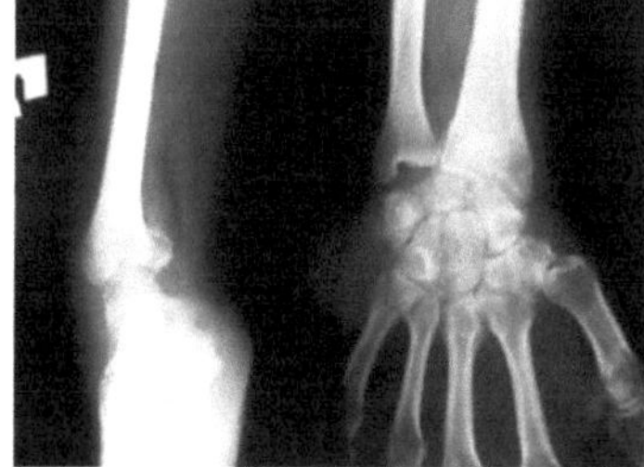

Terapia MADU a partir de 2011/03/14

O osso sarou em três semanas, mas as complicações foram o inchaço persistente da mão.

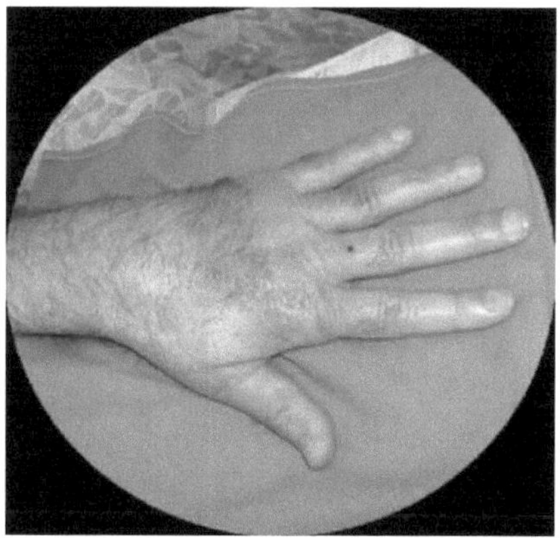

DS/Dg: Fratura in sanationem ante dies XXI; Atrophio Sudeck A reabilitação foi efectuada através de electro-acupunctura com massagem eléctrica e laser de baixo nível IR, enquanto as tiras MADU eram usadas continuamente. 2011/04/08

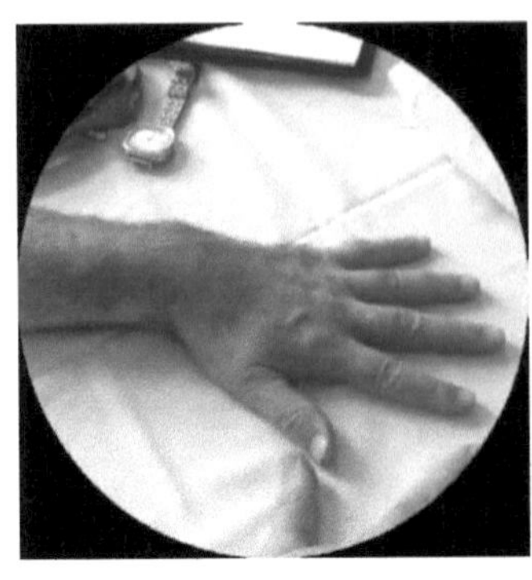
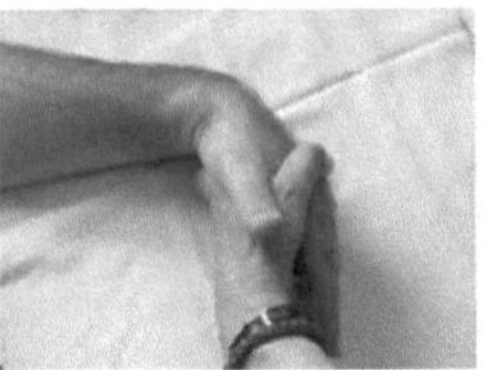
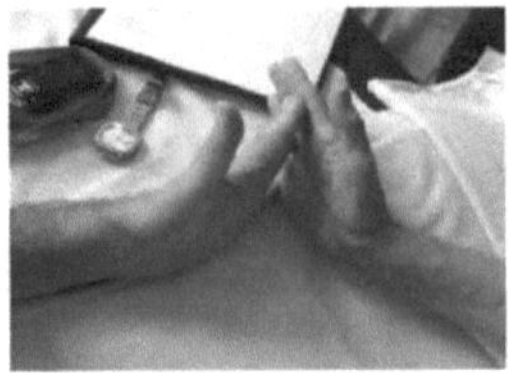

DS/Dg: Reabilitação facial A mobilidade da mão foi totalmente restabelecida em 2,5 meses. 2011/06/01

## FRACTURAS ÓSSEAS: A ESPINHA

Ds/Dg: St. post fracturae compress. corporis vert. thoracalis 11 et thoracalis 12

O paciente sofreu uma lesão devido a uma queda em 2004/09/05.

A terapia MADU foi administrada em 2005/04/15.

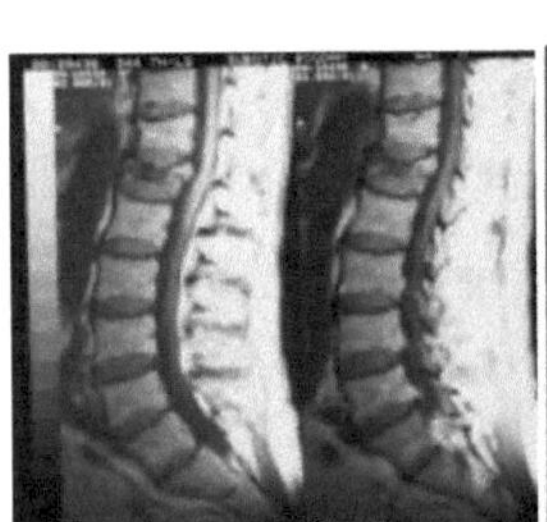
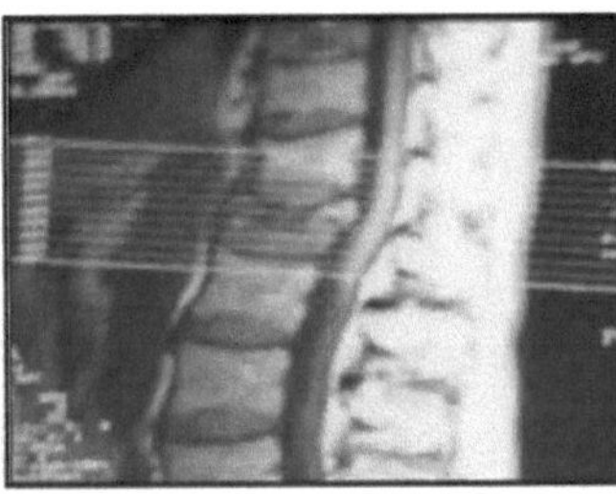
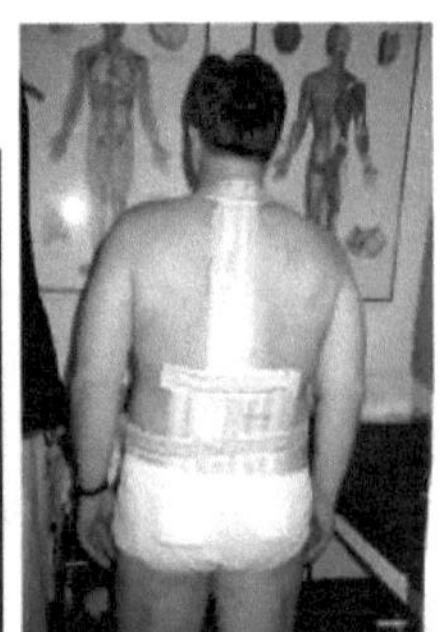

Pt. SB (m), 1941; antes do tratamento MADU; 2005/03/10

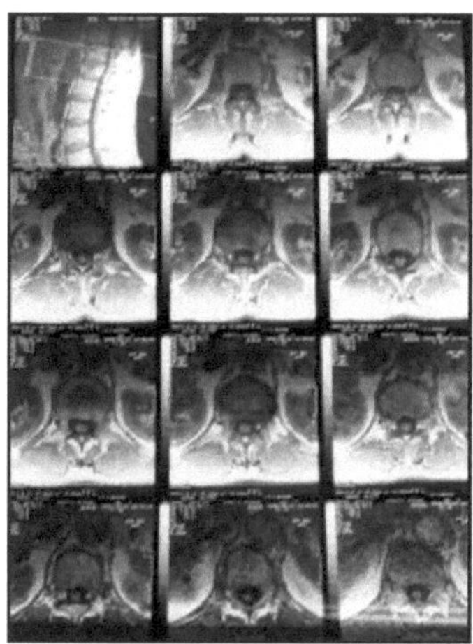
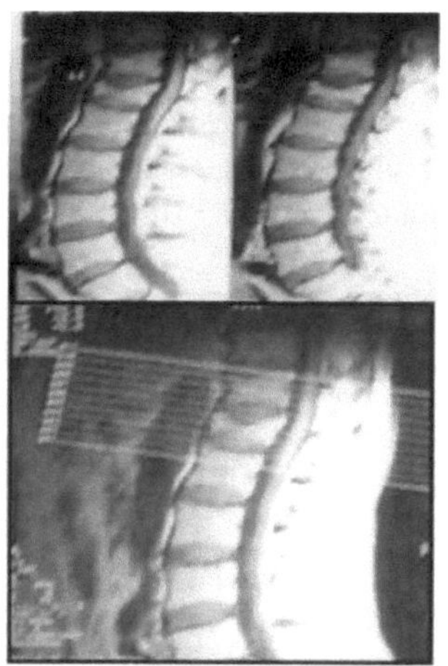

**O paciente sentiu-se melhor durante o tratamento MADU. A terapia foi administrada em sessões durante um período de um ano. Uma RMN de rotina efectuada em 2006/03/15 mostrou resultados impressionantes de reconstrução do corpo vertebral. O movimento da coluna vertebral foi totalmente restaurado.**

# RESULTADOS CLÍNICOS

## OSSO, CARTILAGEM, ESPAÇO ARTICULAR

**Até à data, mais de 3000 pacientes que sofrem de doenças degenerativas das articulações foram tratados com o método MADU.**

**Após sessões de três horas de terapia MADU, que envolvem a utilização de vários dispositivos médicos, foram aplicadas tiras MADU com o objetivo de manter a melhoria alcançada nos tecidos. As tiras magnéticas MADU foram aplicadas e fixadas na pele sobre as articulações doentes e os efeitos terapêuticos foram observados em intervalos de seis meses. A avaliação incluiu tanto a melhoria dos sintomas dos doentes (avaliados através de uma escala de classificação de sintomas adequada) como a radiografia ou a RMN das articulações doentes.**

**Os resultados clínicos após um ano de tratamento com MADU foram significativamente MELHORADOS: Obteve-se tanto sucesso em pacientes tratados para doenças degenerativas da coluna vertebral como em pacientes tratados para doenças degenerativas das articulações.**

**Não foram observados efeitos secundários associados à terapêutica com MADU.**

**Até à data, a aplicação do método confirmou os seguintes resultados:**

- **Regeneração mais rápida e melhorada dos tecidos, nomeadamente da cartilagem (que também é hidratada) e dos nervos periféricos;**
- **Aceleração e desenvolvimento mais completo e formação de calos durante a cicatrização de fracturas ósseas;**
- **Corpos estranhos ferrosos deslocados e removidos de forma não invasiva;**
- **Medicamentos com propriedades ferromagnéticas e paramagnéticas fornecidos; a mais recente nanotecnologia proporciona uma forma mais eficiente de criar e controlar processos regenerativos na sinalização bioactiva, quando esta envolve comunicação molecular e celular.**

**Parece fortuito ter à nossa disposição o conhecimento empírico dos nossos antepassados e possuir também o conhecimento científico contemporâneo, pois este último pode informar como o primeiro pode ser utilizado complementarmente.**

## RECUPERAÇÃO DE NERVOS PERIFÉRICOS

**Síndrome do túnel cárpico**

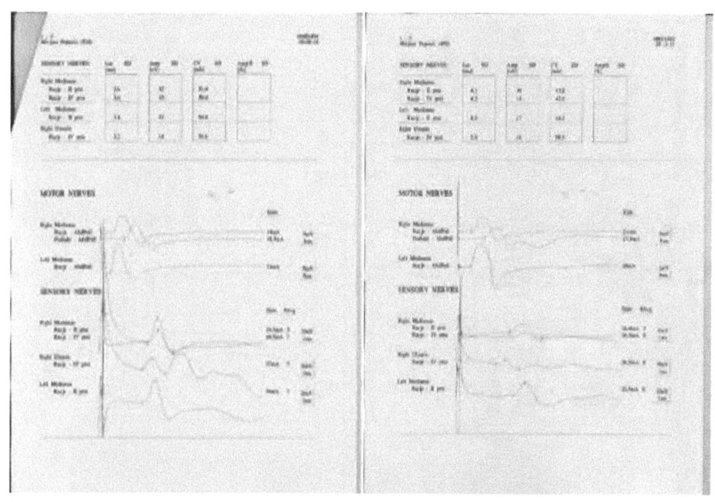

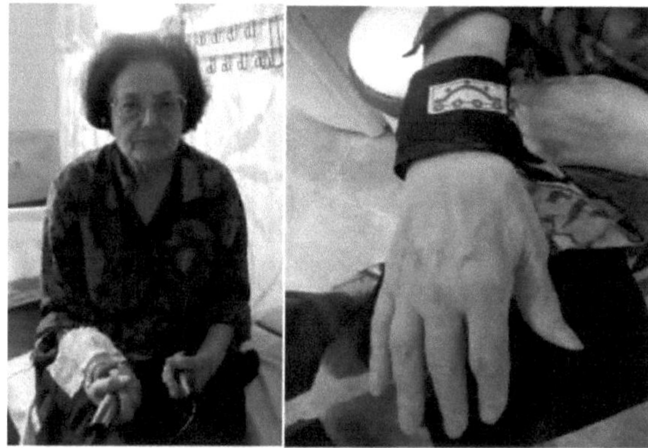

Pt. PM (f), 1943

**Resultados da electromioneurografia (EMNG): Melhoria significativa alcançada em 2014/08/05 após a terapia MADU que começou em 2013/12/25 e ainda estava em curso. Independentemente da idade dos pacientes, os processos regenerativos dos nervos periféricos foram melhorados.**

## RECUPERAÇÃO DE NERVOS PERIFÉRICOS

**Ds/Dg: Laesio compressiva nervus medianus sin. et laesio radicis C8 et Th1**

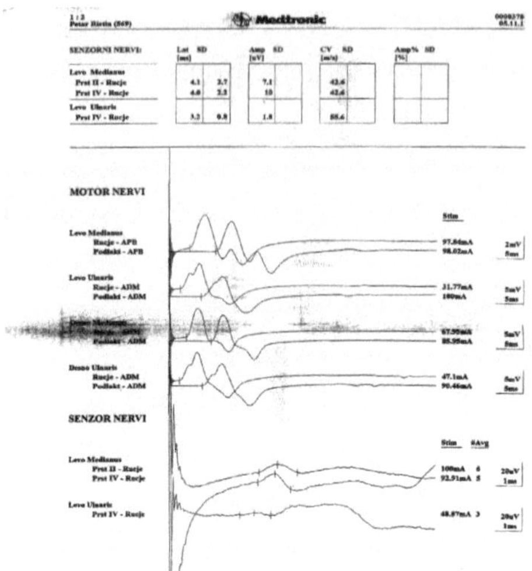


Pt. RP (m), 1940

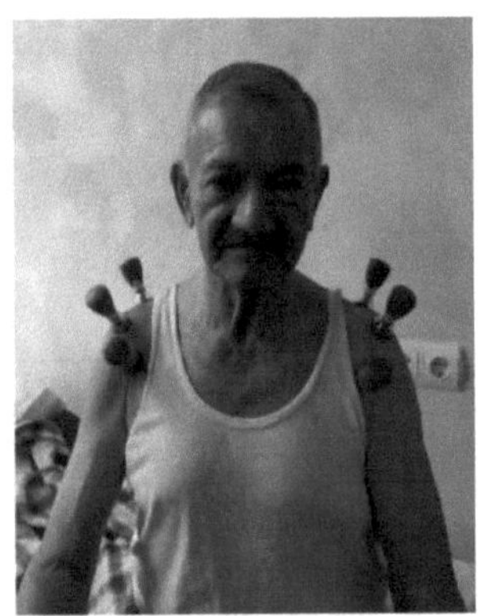

2014/09/03

Resultados EMNG: Melhoria significativa alcançada em 2012/11/05 após a terapia MADU que começou em 2013/03/27 com magnetoventus e um laser de baixo nível IR. A terapia MADU com a aplicação de tiras MADU continua a ser administrada ao longo de uma série de sessões.

O nosso primeiro encontro com a regeneração de nervos periféricos data do período entre 1992-1995 (ferimentos sofridos na guerra civil jugoslava). Os corpos estranhos ferrosos foram deslocados e removidos de forma não invasiva com a utilização da armadilha magnética MADU para fragmentos de conchas. Para além disso, observámos uma cicatrização mais rápida das feridas, uma cicatrização óssea mais rápida e uma sensibilidade e motilidade renovadas dos nervos periféricos.

## RECUPERAÇÃO DE NERVOS PERIFÉRICOS

NOVO! Neuroneogénese de nervos periféricos em animais de laboratório (ratos) após a sua exposição a um campo magnético estático confirmada pelo cientista japonês *Nakamichi N. et al., 2009.*

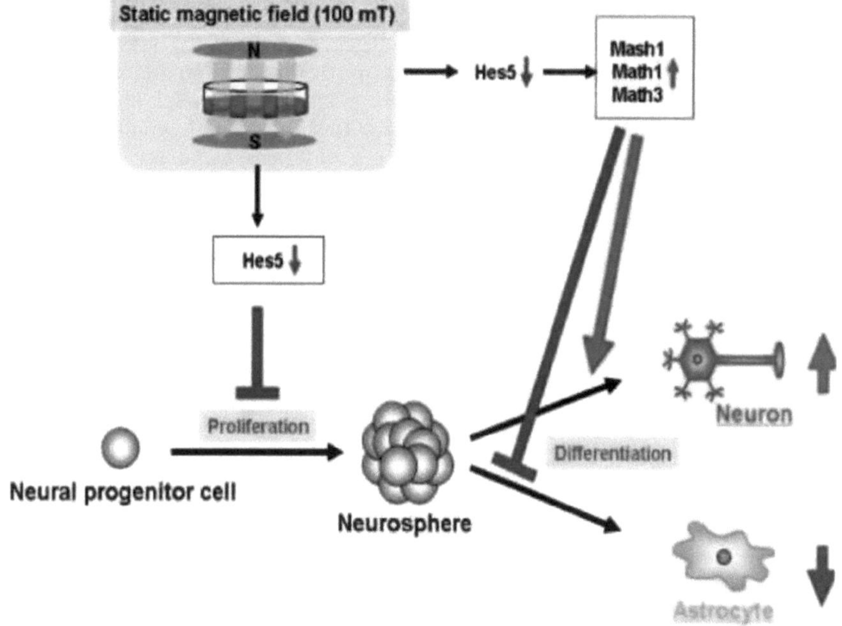


Nakamichi N., Ishioka Y., Hirai T., Ozawa S., Tachibana M., Nakamura N., Takarada T., Yoneda Y. "Possible promotion of neuronal differentiation in fetal rat brain neural progenitor cells after sustained exposure to static magnetism", *Journal of Neuroscience Research 2009, Aug 15; 87 (11):2406-17.*

A possibilidade de neuroneogénese foi confirmada pela terapia MADU.

## TERAPIA MADU: MECANISMOS FISIOLÓGICOS

A terapia MADU inicia vários mecanismos fisiológicos importantes para a regeneração, sendo um deles a água magnetizada, que é importante para a cartilagem. Através do processo de difusão, a cartilagem é nutrida pelo líquido sinovial e pelo fornecimento de sangue subcondral à medida que realiza a regeneração. No líquido sinovial das articulações, a magnetização da água e das biomoléculas tem efeitos positivos significativos. Em peso húmido, o tecido da cartilagem é constituído por 65-80% de água. Para além da água e das biomoléculas, a matriz extracelular da cartilagem é composta principalmente por proteoglicanos da cartilagem articular, que são macromoléculas constituídas por muitas unidades básicas mais pequenas ligadas entre si. O tecido cartilagíneo hidratado ocupa um volume 1.000 vezes superior ao seu volume quando seco (Voet D., Voet J.G., 1995). A tira MADU, utilizada principalmente para tratar a osteoartrite (artrose), pode ser explicada como tendo efeitos anti-inflamatórios, anti-inchaço, analgésicos, vasodilatadores, relaxantes musculares e regenerativos, aumentando a massa da cartilagem e melhorando a estrutura óssea. Na regulação da circulação periférica, foram obtidos melhores resultados, melhorando a vascularização e a oxigenação dos tecidos.

A atividade metabólica regula o ambiente e estimula o crescimento de células saudáveis. Os canais GJ, como já foi referido, são uma rede de informação especializada nos ossos, que ligam não só as células ósseas mas também as células musculares lisas nos vasos sanguíneos do tecido ósseo altamente vascularizado.

Foram alcançados excelentes resultados no tratamento de doentes com osteoartrite, com uma melhoria significativa da função articular, e igual sucesso foi alcançado no tratamento de tecidos moles, articulações e ossos. Resultados mais modestos foram encontrados no tratamento de vasos sanguíneos e linfáticos como seu subproduto positivo.

A maioria dos doentes com osteoartrite grave (artrose da anca e do joelho) tinha indicação, mas não queria ou não podia submeter-se a cirurgia. Em vez disso, optaram pela terapia não invasiva MADU, e 67% deles obtiveram bons resultados (Dordevic D., 2007).

## PRECAUÇÕES

Não foram observados quaisquer efeitos secundários relacionados com a terapêutica com MADU. Devem ser tomadas precauções em caso de:

- Gravidez (o tratamento pode resultar em fetos maiores, logo bebés maiores - se ainda assim saudáveis);
- Pacemakers fabricados antes de 1975 (devido ao fraco desempenho das baterias mais antigas);
- As doenças malignas após o fim do processo de cura de três anos já não são contra-indicadas (o campo MADU estimula as células saudáveis e maduras);
- Um ligeiro aumento da tensão arterial pode aparecer em 3% dos pacientes tratados com hipertensão durante os três primeiros dias de aplicação, caso em que as tiras devem ser retiradas e reaplicadas de duas em duas horas durante esses primeiros dias (como a água magnetizada é água "viva", é um diurético mais eficaz do que muitas vezes se espera).

A tira MADU é um dispositivo médico ecológico, cómodo, duradouro e não invasivo para a melhoria dos processos regenerativos. (PCT/YU 98/00018, WO 99/60581)

## DA INTERNET

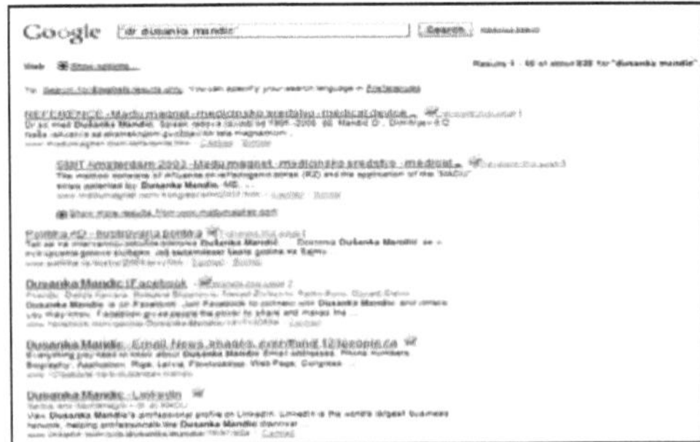

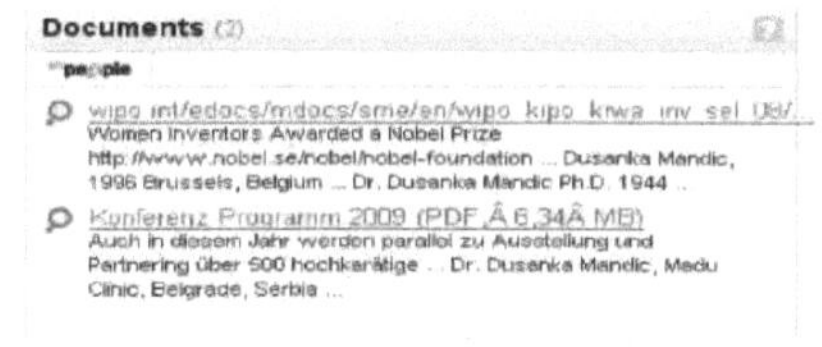


# BIOGRAFIA: DUSANKA MANDIC, MD, PHD

- Dusanka Mandic, médica, doutorada, especialista em saúde no trabalho, nascida em Belgrado em 18 de julho de 1944.

- Em 1963/64, inscreveu-se na Faculdade de Medicina da Universidade de Belgrado e licenciou-se em outubro de 1969. Licenciou-se com uma especialização em saúde ocupacional na Faculdade de Medicina da Universidade de Belgrado em 1974 e obteve o doutoramento em 1990 pela Faculdade de Medicina da Universidade de Belgrado.

- Em 1991 e 1992, passou com êxito todos os cursos (todos os 3 níveis) na Escola de Medicina Tradicional e Acupunctura, no Centro Europeu de Paz e Desenvolvimento, na Universidade da Paz das Nações Unidas em Belgrado, e permaneceu como professora visitante durante 10 anos. No Instituto Asiático de Tecnologia (AIT) em Banguecoque, Tailândia, concluiu o curso de formação em Controlo e Gestão da Poluição em 1994 e recebeu uma placa do Círculo de Estudos das Mulheres do AIT pela palestra seguinte: O papel das mulheres na minimização e prevenção da poluição electromagnética perigosa nos agregados familiares. Concluiu também com êxito o Curso Avançado de Acupunctura e Tuina na Academia de Medicina Tradicional, Pequim, China, em 1995.

- De 1970 a 1978, trabalhou no Centro Médico de Gradiska, Bósnia e Herzegovina, Jugoslávia, e fundou o serviço de cuidados de saúde no trabalho, pelo qual foi premiada. Em 1978, a Associação de Proteção da Saúde e do Ambiente da Bósnia-Herzegovina, em Sarajevo, atribuiu-lhe um prémio pela melhoria do ambiente.

- De 1978 a 1988, trabalhou no Instituto Dr. M. Karajovic de Cuidados de Saúde Ocupacional e Proteção Radiológica, no Centro Clínico Universitário de Belgrado.

- De 1988 a 1999, trabalhou no Instituto Federal de Saúde Pública e foi nomeada Ponto Focal de Saúde Ocupacional da Jugoslávia para a OMS ONU.

- A partir de 1992, dedicou-se ao trabalho humanitário como voluntária, primeiro na Cruz Vermelha Jugoslava, como membro do Conselho de Ajuda Humanitária. Em seguida, trabalhou em várias clínicas e hospitais em Belgrado e na República da Srpska, Bósnia e Herzegovina, administrando ímanes permanentes para curar os feridos e remover com êxito fragmentos de conchas e corpos estranhos ferrosos, tanto em tempo de guerra como em tempo de paz (para curar ferimentos sofridos durante a guerra, em casa, durante a prática de desporto, em acidentes de viação e devido a corpos estranhos ferrosos iatrogénicos).

- Enquanto trabalhava com os feridos, desenvolveu a ideia para a sua primeira patente: A tira magnética elástica curva para a deslocação não invasiva de corpos estranhos ferrosos, patente número P/566/95, registada como dispositivo médico № 3/3-08- 613/00. Foi nomeada Mulher Inventora do Ano em 1996 pela Organização Mundial da Propriedade Intelectual das Nações Unidas. Foi galardoada com inúmeros

**reconhecimentos e distinções nacionais e internacionais.**

- **Ao investigar a influência local e sistémica do magnetismo nos seres vivos e ao observar a vasta gama de possibilidades de cura com campos magnéticos permanentes, teve a ideia para a sua segunda patente: A Tira Magnética Elástica para Efeito de Campo Magnético Profundo Dirigido no Organismo Humano, patente número P-214/98, registada como dispositivo médico № 515-1636/03.**
- **Desde 2000, trabalha na Clínica MADU.**
- **Foi membro da Organização Mundial de Terapias Minimamente Invasivas, Londres, Reino Unido. É também vice-presidente e membro da Academia Russa para o Cuidado Social e Ecológico das Vítimas de Catástrofes.**
- **Foi galardoada com a Medalha de Ouro pelo Instituto Biográfico Americano, Raleigh, Carolina do Norte, EUA, em 2012. Foi a Inventora Europeia de 2013 pela Associação Europeia de Inventores, Estrasburgo, galardoada em Genebra em 2013.**
- **Até 2015, publicou mais de 200 ensaios científicos a nível nacional e internacional.**

## PRÉMIOS E RECONHECIMENTOS

**Dusanka Mandic, MD, PhD, recebeu os seguintes prémios e reconhecimentos nacionais e internacionais:**

- **Medalha de Ouro para a Humanidade, YU Eureka, 1996**
- **Medalha de prata para o modelo da armadilha para fragmentos de conchas, YU Eureka, 1996**
- **Mulher - Inventor Mundial do Ano OMPI ONU, Eureka, Bruxelas, 1996**
- **A medalha de ouro com a menção especial, Eureka, Bruxelas, 1996**
- **Medalha de ouro Intelecto Leste-Oeste, Bruxelas, 1996**
- **Moeda de ouro com a imagem de Nikola Tesla, INOST 97, Banja Luka, 1997**
- **O diploma com a medalha de ouro JUPIN, na Feira de Novi Sad, 1997**
- **Moeda de ouro com a imagem de Nikola Tesla, Tesla Fest, Novi Sad, 1997**
- **O mais alto prémio da Associação dos Sindicatos da Sérvia para a solução mais bem sucedida no domínio da ecologia, 1997**
- **A Chave de Ouro, prémio coletivo, Barbican Center Londres, 1997**
- **A Personalidade Internacional do Ano pelo Serviço à Humanidade, 1997/98, Centro Biográfico Internacional, Cambridge, 1998**
- **Instituto Biográfico Americano - ABI, Conselho de Consultores de Investigação, Carolina do Norte, EUA, 1998**
- **Medalha de ouro na Feira Internacional de Invenções, Nicósia, Chipre, 1998**
- **Medalha de ouro Intelecto Oriente-Ocidente, Bulgária, Sophia, 1998**
- **O Diploma de Invenção JUPIN, A primeira senhora jugoslava - inventora, 1998**
- **Medalha de ouro com menção especial, EUREKA, Bruxelas, 1998**
- **Sojuzpatent, o principal prémio do Governo russo, EUREKA, Bruxelas, 1998**
- **Cruz de Honra № 1423 Tantae Molis Erat, Medalha de Oficial, Bruxelas, 1998**
- **A medalha de ouro com a menção especial do júri, Global Health, Manila, Filipinas, 1998**
- **Medalha de ouro, Archimedes 99, Moscovo, Rússia, 1999**
- **Membro e vice-presidente da Academia Russa de Assistência Social e Ecológica às Vítimas de Acidentes desde 1999**
- **Medalha de Honra do Milénio 2000, Instituto Biográfico Americano, EUA, 2000**
- **Medalha de ouro, Archimedes 2000, Moscovo, Rússia, 2000**
- **O diploma de participação no progresso científico e técnico, Moscovo, Rússia, 2000**
- **O reconhecimento da Associação de Inválidos - Soldados Veteranos da Sérvia pela ajuda na cura dos seus membros, fevereiro de 2001**
- **A placa com a imagem de Nikola Tesla; pelas realizações excepcionais no apoio e reconhecimento de invenções; pela aplicação de invenções e pela contribuição especial**

**no desenvolvimento e melhoria da Associação de Inventores de Belgrado, abril de 2001**

- **O diploma do Ministério da Defesa russo, Arquimedes, 2001**
- **A medalha de ouro e o diploma da 5th Feira Internacional da Propriedade Intelectual para a Terapia Médica com Ímanes, Rússia, Moscovo, 2002**
- **Medalha de génio e diploma para a banda magnética elástica para terapia magnética unipolar orientada, Feira Internacional de Invenções, Hungria, Budapeste, 2002**
- **Licença da Câmara dos Médicos Privados № 103891, 2002 e 2009 (renovada de 7 em 7 anos)**
- **Inventor do Ano 2002 (outubro de 2002), Câmara de Comércio da Jugoslávia, 2002**
- **O diploma Mali INOST 2003, Feira de Ideias e Inovações da Juventude; Banja Luka, 2003**
- **O diploma e a grande medalha de ouro ao Dr. Dusanka Mandic e à Clínica Especializada MADU pela tira MADU (patente № P- 214-98) Feira de Novi Sad - A avaliação da qualidade 2003 na 40th Feira Internacional de outono, Novi Sad, 2003**
- **O reconhecimento do bom design à prática especializada MADU para o design de ímanes médicos, Câmara de Economia - Voivodina, na 40th Feira Internacional de outono, Novi Sad, 2003**
- **O reconhecimento pelo bom design a Nenad Mandic, BSc, engenheiro, pelo design MADU na 40th Feira Internacional de outono, Novi Sad, 2003**
- **A medalha de ouro e o diploma para a prática especializada MADU pela conceção original e a utilização do logótipo MADU no Salão dos Inventores e Descobridores, Archimedes 2004, VII Salão Internacional, Moscovo, 2004**
- **A medalha de ouro e o diploma para a prática especializada MADU pela participação ativa no Salão dos Inventores e Descobridores, Archimedes 2004, VII Salão Internacional, Moscovo, Rússia, 2004**
- **Grande Prémio da Associação de Inventores e Autores de Melhoramentos Técnicos de Belgrado, 2004**
- **A medalha de ouro e o diploma à Clínica Especializada MADU e a medalha de ouro e o diploma ao Dr. Dusanka Mandic pela sua participação ativa no Salão dos Inventores e Descobridores, Archimedes 2005, VIII Salão Internacional, Moscovo, Rússia, 2005**
- **A melhor invenção médica, Archimedes, Moscovo, 2005, atribuída pelos escritórios de advogados de Eric Hanscom - escritórios na Califórnia, Hong Kong e Tailândia**
- **Academia Sérvia de Inventores e Cientistas, SAIS - promoção a académico, Belgrado, 2006**
- **O prémio Nikola Tesla - jubileu, Associação de Inventores da Sérvia, Sérvia EXPO 2006, Belgrado, 2006**
- **O diploma e o 1st lugar pela invenção da Banda Magnética Elástica MADU - Salão Internacional de Inventores, 150th Aniversário do nascimento de Nicola Tesla (1856-2006), Academia Sérvia de Inventores e Cientistas, SAIS, Belgrado; Associação de Inventores, Novi Sad, 2006**
- **Diploma e medalha de prata para a invenção MADU - szalag magneses kezeleshez**

**pela Associação Idea Club 13, Hodmezovasarhely, Hungria, 2007**

- **O diploma e a medalha de ouro pela invenção "Non-invasive Displacement of Ferrous Foreign Bodies" - III Feira Internacional de Invenções e Novas Tecnologias New Time, Sevastopol, Ucrânia, 2007**

- **Oklevel az Otlet Club 13 Egyesulet altal rendezett IDEA - Magnetic Deep Unipolar Oriented Field, Abony, Hungria, 2008**

- **EMLEKLAPA, Beremend Nagykozseg Onkormanyzata altal szervezett - IDEA 2008 kiallitason, Beremend, Hungria, 2008**

- **O diploma e a medalha de bronze, Oklevel az Otlet Club 13 Egyesulet altal rendezett IDEA -Magnetic Deep Unipolar Oriented Field, Szekesfehervar, Hungria, 2009**

- **O diploma na Feira LORIST 09 em Novi Sad, Sérvia, pela Associação de Inventores e Inovadores de Novi Sad e a Academia de Inventores da Sérvia, Zemun, Sérvia, 2009**

- **O diploma para o VI lugar - a melhor inovação tecnológica realizada de 2009 na categoria Inovações Realizadas e Eficiência Energética,**

**Ministério da Ciência e do Desenvolvimento Tecnológico da República da Sérvia, 2009**

- **O reconhecimento da promoção do desenvolvimento da prática médica privada na Sérvia, Câmara Médica Sérvia, Belgrado, Sérvia, 2009**

- **O diploma na Exposição Internacional de Inventores e Inovadores, Becej, Sérvia, 2009**

- **O diploma; Exposição Internacional de Inventores e Inovadores; Clube de Inventores e Inovadores, Sociedade Intelectual, Than Brothers, Becej, Sérvia, 2009**

- **O diploma, Exposição de Invenções API NS 09, Feira Internacional de Novi Sad, Sérvia, 2009**

- **O reconhecimento especial e a grande medalha com o rosto gravado de Nikola Tesla, os 30 anos das Invenções de Belgrado, Belgrado, Sérvia, 2010**

- **O reconhecimento The City's Heart - Key of Belgrade pela contribuição significativa no domínio da invenção e o reconhecimento pela participação na Primeira Exposição de Mulheres Inventoras de Belgrado When Women Create, Belgrado, Sérvia, 2010**

- **O certificado, o 5th Congresso Mundial de Medicina Preventiva e Regenerativa 2010, Hannover, Alemanha, 2010**

- **O diploma e a estatueta Águia de Ouro, Oklevel az Otlet Club 13 Egyesulet altal rendezett XI IDEA para Campo Magnético Profundo Unipolar Orientado, Hodmezovasarhely, Hungria, 2011**

- **Medalha de ouro para o Dr. Dusanka Mandic - invenção da banda magnética; 5th Feira Internacional de Inovações, Economia e Empreendedorismo Técnico Juvenil - Inventum 2011, Ilok, Croácia, 2011**

- **A medalha de ouro e o diploma - KIWIE (Korea International Women Invention Exposition), Seul, Coreia do Sul, 2012**

- **O diploma; Exposição Internacional de Inovações, Economia, Empreendedorismo Técnico Juvenil e Ecologia; Sociedade de Inovadores e Inventores, Backa Palanka, Sérvia, 2012**

- Emléklap Dusana Mandic részére; Ràkóczi Expo IDEA; Encs, Hungria, 2012
- O diploma; Exposição Internacional de Inventores e Inovadores; Clube de Inventores e Inovadores, Sociedade Intelectual, Than Brothers, Becej, Sérvia, 2012
- Medalha de Ouro para a Sérvia; Dr. Dusanka Mandic - destinatário; Instituto Biográfico Americano, Raleigh, Carolina do Norte, EUA, 2012
- O Inventor Europeu de 2013 - Diploma; Associação Europeia de Inventores, Estrasburgo; atribuído em Genebra, 2013
- A Carta Mirko Beljanski; 7th Congresso Europeu de Medicina Integrativa; Associação Sérvia de Medicina Integrativa; 2014
- O Certificado; 2nd Congresso de Cura de Feridas; Sociedade Sérvia de Cura de Feridas, 2014
- Medalha de ouro - Prémio Nikola Tesla; Associação de Inventores da Sérvia; Belgrado, 2015
- O Certificado; 1st Congresso Internacional sobre Trauma Psíquico: Aspectos pré-natais, perinatais e pós-natais; Belgrado, Sérvia, 2015
- Prémio "Lifetime Achievement Award - The Golden Cup" da Academia Sérvia de Inventores e Cientistas; Belgrado, Sérvia, 2015.

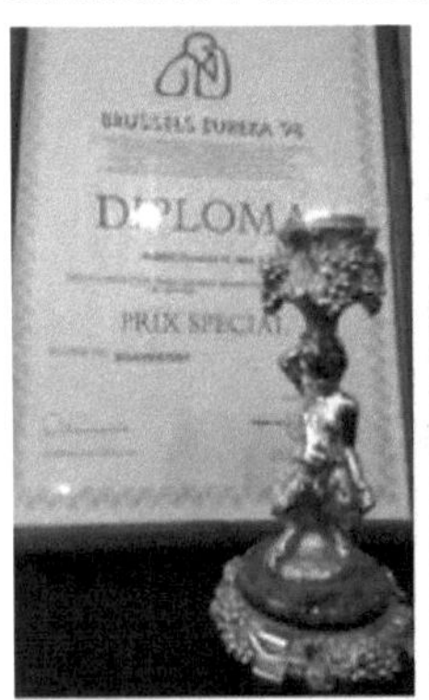

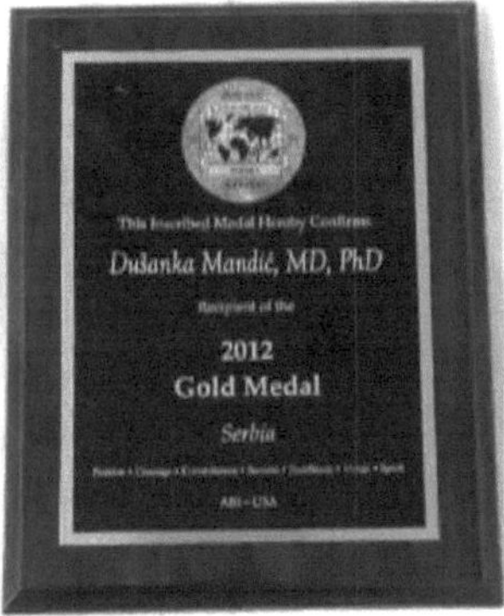


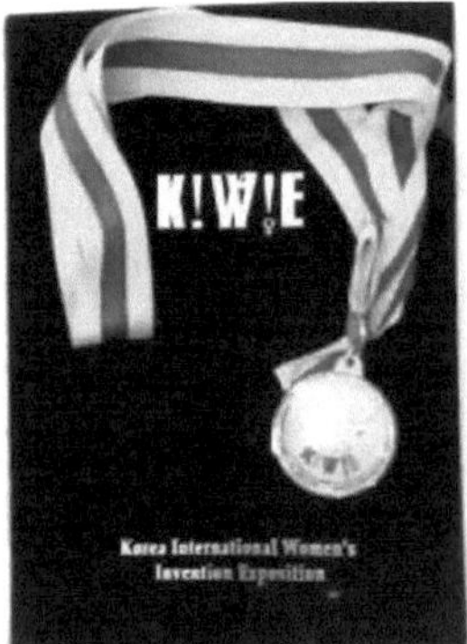


Sojuzpatent, 1998; ABI, 2012; KIWIE, 2012

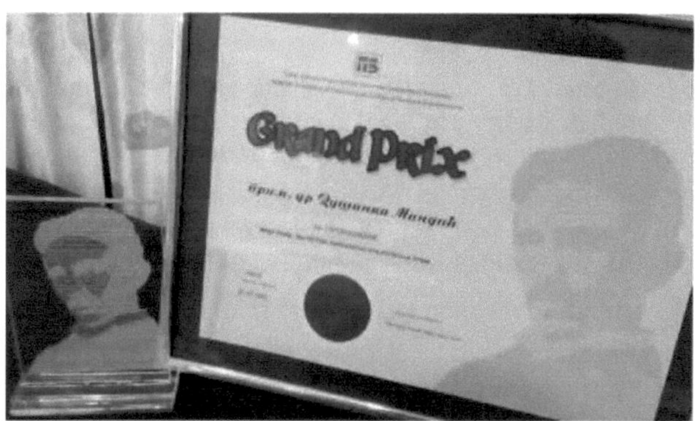


**Grand Prix, Belgrade, 2004**

## REFERÊNCIAS RECOMENDADAS:


- Mandic D.: Non-invasive Magnetic Trap for Displacement and Evacuation of Foreign Ferrous Bodies from Wounded, 8th International Conference 1996, The Society for Minimally Invasive Therapy SMIT, Carnobbio, Milão, Itália, 1996
- Mandic D.: Trap for Shell Fragments - Minimally Invasive Method for Treatment of Injuries with Foreign Body in Peace and War, 9th Annual International Meeting, Society for Minimally Invasive Therapy, SMIT, Kyoto, Japão, 1997
- Mandic D.: Therapeutical Effects on Application of Magnetic Trap, 10th WFAS, The Academic Conference, Beijing, China, 1997
- Sadafi H.: The Therapeutic Applications of Pulsed and Static Magnetic Fields, The 2nd International Conference on Bioelectromagnetism, Melbourne, Austrália, 1998
- Mandic D., Markovic M.: Trap for Shell Fragments - Efficient Noninvasive Method for Evacuation of Ferrous Foreign Bodies, World Federation of Acupuncture - Moxibustion Societies (WFAS), International Acupuncture Symposium: Segurança e o Efeito Terapêutico da Acupunctura Clínica, Barcelona, Espanha, 1998
- Mandic D.: Lovuska dlja osokolov v mirnoje i vojennoje vremja, Jugoslavija, Archimedes - 2000, Moscovo, Federação Russa, 2000
- Mandic D.; New Healing Technology Results Achieved by the United Benefits of Acupuncture and MADU strips, 9th Congresso Mundial de Acupunctura Médica e Técnicas Afins, ICMART 2000, Viena, Áustria, 2000
- Dordevic D., Butkovic I., Mandic D., Cvetkovic D.: Resultados da aplicação do campo magnético profundo unipolar orientado (tiras MADU) para a cura das doenças degenerativas das articulações e da articulação óssea - X Congresso Mundial, ICMART, Edimburgo, Reino Unido, 2002
- Butkovic I., Mandic D., Djordjevic D., Strugarevic E., Lekic D.: Permanent Magnetic Fields in Treatment of Osteoarthritis, 4º Congresso Internacional de Fisiopatologia, Budapeste, Hungria, 2002
- Mandic D., Dordevic D., Cvetkovic D.: The Results of the Cartilage Regeneration Improved by the MADU Method, SMIT (The Society for Medical Innovation and Technology), Amesterdão, Países Baixos, 2003
- Mandic D., Dordevic D., Cvetkovic D.: Tratamento de distúrbios dos vasos sanguíneos arteriais periféricos através da aplicação da tira MADU, 1º Congresso Médico Internacional de Acupunctura, Barcelona, Espanha, 2003
- Rakovic D., Djordjevic D.: O sistema de meridianos e os estados psicossomáticos como estados de rede quântica-neural. 1st Congresso Médico Internacional de Acupunctura, Barcelona, Espanha, 2003
- Mandic D., Djordjevic D., Cvetkovic D., Strugarevic E.: Improvement of Oxygenation and Vascularization in Tissues by Non-invasive Application of Static Magnetic Fields, Conferência sobre Ciências Fisiológicas com Participação Internacional - Risk Factors and Health: From Molecule to the Scientific Basis of Prevention, Belgrado/Zrenjanin, Sérvia, 2003
- Mandic D., Dordevic D. - As possibilidades de renovação das articulações do espaço

vertebral utilizando a aplicação MADU e técnicas relacionadas - XXIII Simpósio Médico Internacional de Acupunctura e Técnicas Relacionadas, Praga, República Checa, 2005

• Dordevic D. Mandic D.: Efeitos de campos magnéticos estáticos unipolares orientados de pequena potência (indução) no tratamento de doenças vasculares, Medical Data vol. 2, № 3, 2010, ISSN 1821-1585

• Dordevic D. Mandic D., Cvetkovic D.: MADU - Magnetoterapia, Medical Data vol. 4, № 2, 2012

• Drago M. Djordjevich, Silvio R. De Luka, et all: Alterações dos parâmetros hematológicos em ratos expostos sub-cronicamente a campos magnéticos estáticos de diferentes orientações, Eco-toxicologia e Segurança Ambiental, ISSN 0147-6513, 2012

• Andjelija Z. Ilic, Drago M. Djordjevic, et all: Descrição analítica de matrizes magnéticas bidimensionais adequadas para aplicações biomédicas, IEEE Transactions on Magnetics, vol. 49, № 12, dezembro de 2013

• Mandic D., Dordevic D., Cvetkovic D.: Contribuição na cicatrização de feridas através da nova tecnologia MADU em medicina, II Congresso sobre cicatrização de feridas crónicas, Sociedade Sérvia de Cura de Feridas, Belgrado, Sérvia, 2014

• Mandic D., Dordevic D., Cvetkovic D.: O papel do novo método de medicina integrativa MADU no período pós-natal, 1st Congresso Internacional sobre Trauma Psíquico: Prenatal, Perinatal & Postnatal Aspects, (PTPPPA 2015), Belgrado, Sérvia, 2015.

# INVENÇÕES: DUŠANKA MANDIĆ, MD, PHD

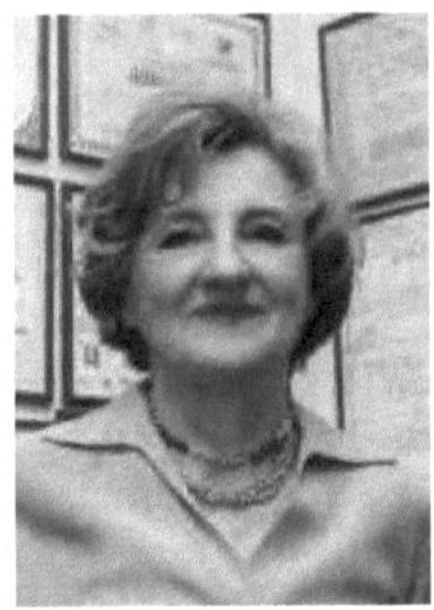

**Dušanka Mandić, MD, PhD Académico da Academia Sérvia de Inventores e Cientistas**

**É bom ter algo para dizer, mas é ainda melhor ter alguém a quem o dizer.**

**INVENÇÕES:**

**- Armadilhas magnéticas (dispositivo médico confirmado a partir de 2000) para a remoção de partículas de metais ferrosos;**

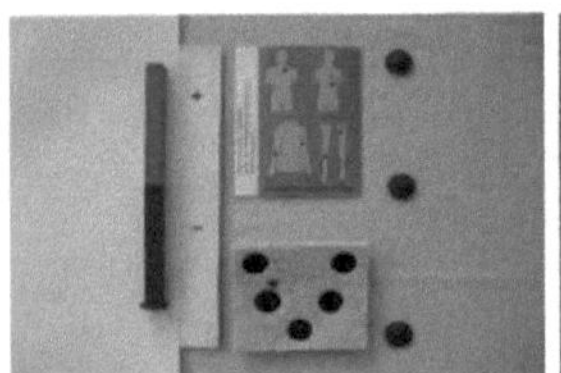
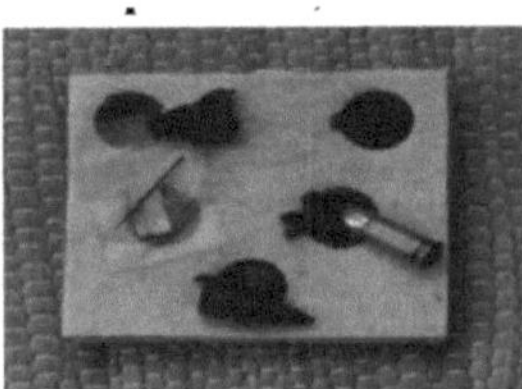
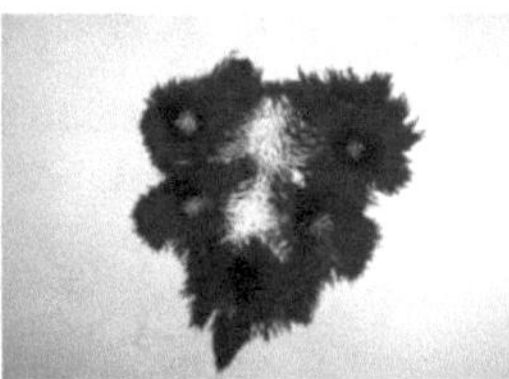

**- Tira elástica magnetizada à superfície MADU (dispositivo médico confirmado a partir de 2003); o Ministério da Saúde da Sérvia aceitou em 2007 o método MADU como uma nova tecnologia médica;**

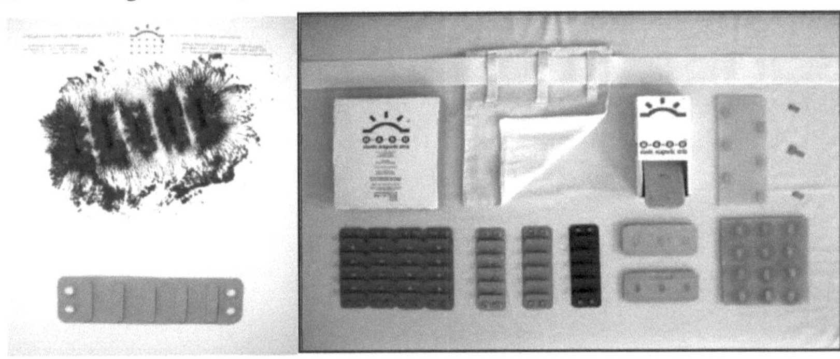

**- Dispositivo para tratamento não invasivo da hipertrofia da próstata (terceira patente, concedida em 2009); Patente: RS 51884 B; Inventores: Bogdan Todorov, Dušanka Mandić; Aprovado até 2022/09/23. Estamos a utilizar esta patente de forma voluntária para investigação científica. Os urologistas estão a ser consultados. Foram**

demonstrados efeitos positivos na diminuição do volume da próstata medido com ultrassom Doppler e diminuição do PSA (antigénio específico da próstata).

Mulher Inventora Mundial do Ano 1996; OMPI ONU

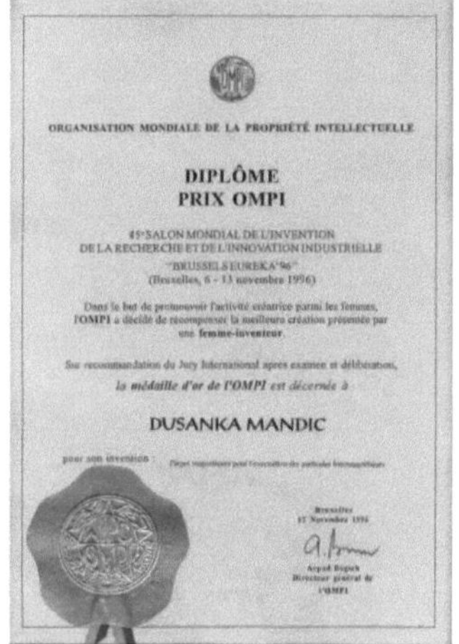

ORGANISATION MONDIALE DE LA PROPRIÉTÉ INTELLECTUELLE

DIPLÔME
PRIX OMPI

45e SALON MONDIAL DE L'INVENTION
DE LA RECHERCHE ET DE L'INNOVATION INDUSTRIELLE
"BRUSSELS EUREKA'96"
(Bruxelles, 6 - 13 novembre 1996)

Dans le but de promouvoir l'activité créatrice parmi les femmes, l'OMPI a décidé de récompenser la meilleure création présentée par une femme-inventeur.

Sur recommandation du Jury International après examen et délibération,
*la médaille d'or de l'OMPI est décernée à*

DUSANKA MANDIC

pour son invention : [illegible]

Bruxelles
17 Novembre 1996

Arpad Bogsch
Directeur général de l'OMPI

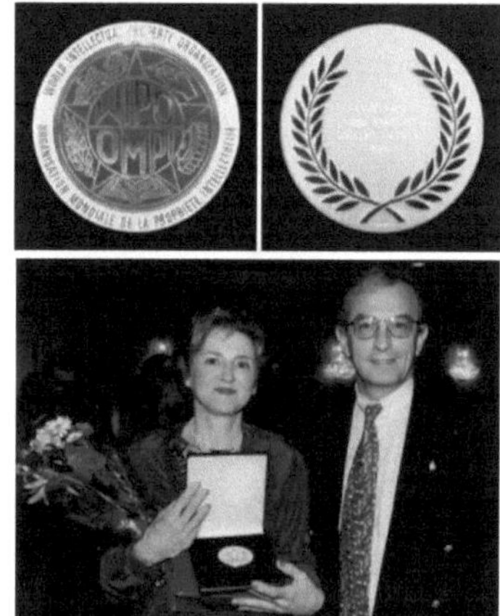

A Cruz de Honra № 1423 Tantae Molis Erat A medalha de oficial, Bruxelas, 1998

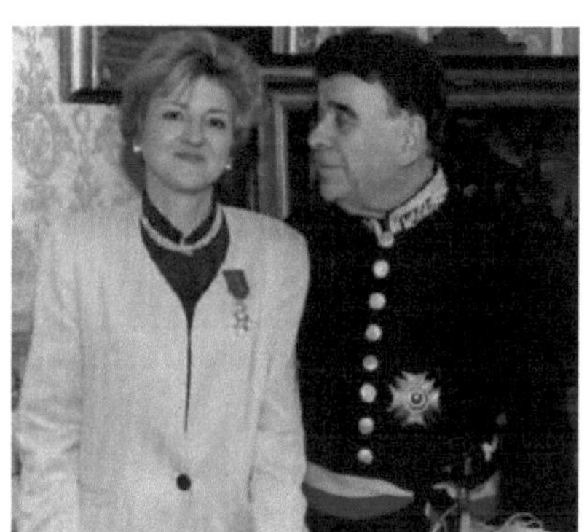

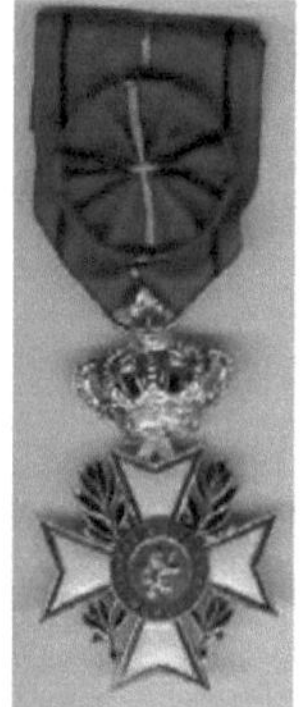

Inventor europeu, Associação * The Lifetime Achievement Award - Européenne des Inventeurs, AEI * The Golden Cup by Serbian Academy of Strasbourg; atribuído em Genebra, 2013 * Inventors and Scientists; Belgrado, Sérvia, 2015

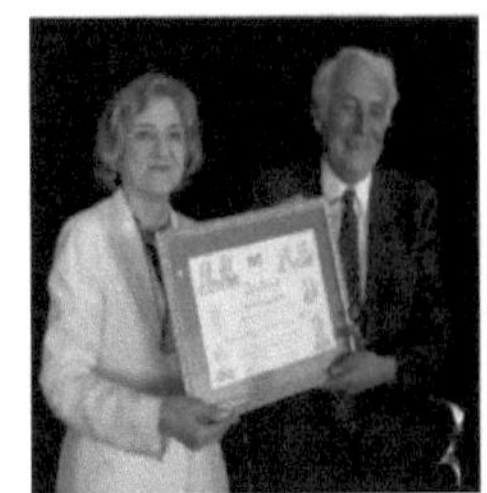

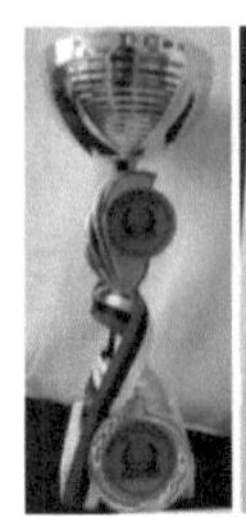

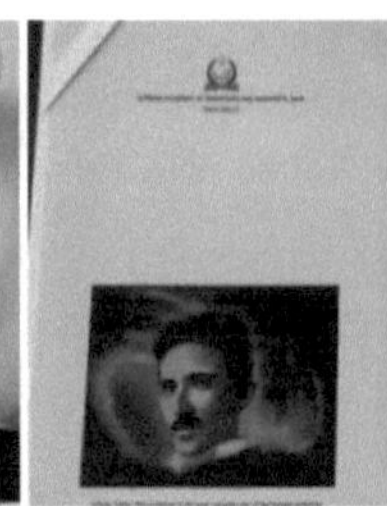

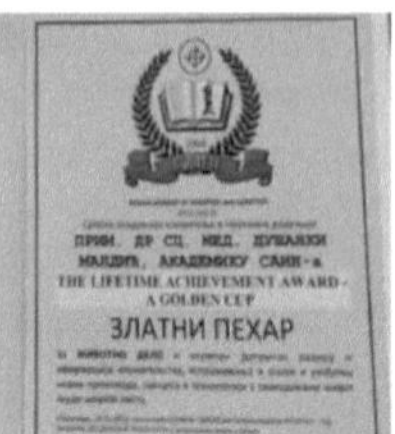
THE LIFETIME ACHIEVEMENT AWARD -
A GOLDEN CUP
ЗЛАТНИ ПЕХАР

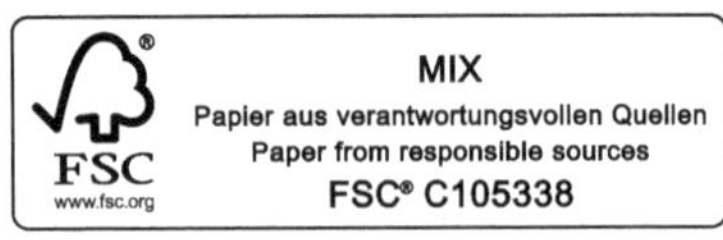


Printed by Books on Demand GmbH, Norderstedt / Germany